Franziska Hager · Hans Heyn Liab, leb und stirb

rosenheimer raritäten

Franziska Hager
Hans Heyn

Liab, leb und stirb

Volksbrauch ums Heiraten,
Kindlwiegn
und die Ewige Ruh

Rosenheimer

Inhalt

Von der Ewigen Ruh 131

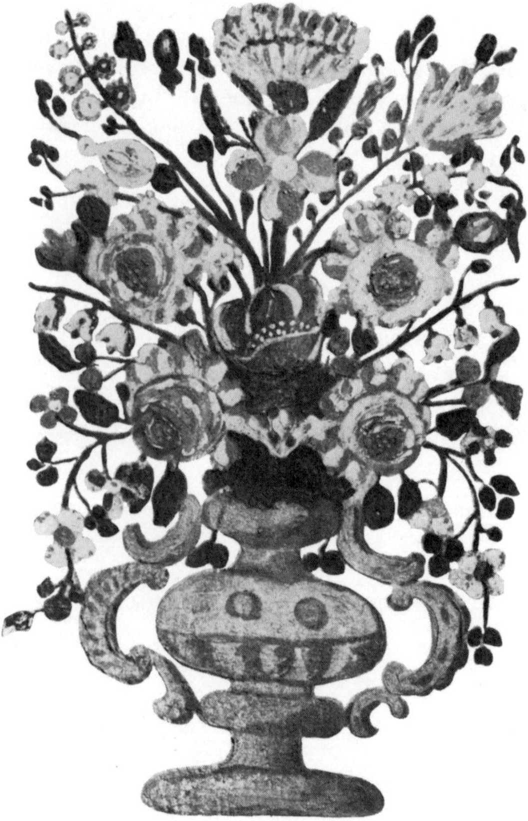

Zur Einführung: Die veränderte Welt

Der Zeitraum einer ganzen Generation liegt zwischen der Niederschrift der meisten Texte und ihrer Veröffentlichung. Vor mehr als 35 Jahren hat Franziska Hager in dem Landschaftsraum zwischen Inn und Salzach altem Herkommen nachgespürt. Seither hat ein grundlegender Wandel eingesetzt. Ein Einbruch ist erfolgt, der in den zurückliegenden Jahrzehnten im Brauchtum des altbairischen Stammes eine Veränderung bewirkt hat, die einschneidender ist als früher die von Jahrhunderten.

Hier ist vom Brauchtum um Hochzeit, Geburt und Tod in der bäuerlichen Gemeinschaft die Rede. Was in der Gegenwart geschrieben steht, gehört weitgehend der Vergangenheit an. Die Trennung kann der Leser selbst vollziehen, denn die Kutschen und Schäs'n, mit denen früher jede Auffahrt zu einem bäuerlichen Fest begleitet war, ersetzen heute die Automobile. Und von den drei unverändert bleibenden Ereignissen des Lebens: dem Heiraten, dem Auf-die-Welt-kommen und dem Sterben, findet heute nur noch die Hochzeit im Dorf statt. Die Bauernkinder kommen schon seit Jahrzehnten nicht mehr daheim in der Kammer auf die Welt. 1976 schreibt der bayerische Landarzt Dr. med. Anton Heberger in sein Tagebuch: »Das Erlebnis des Arztes, bei Kerzenlicht in der Kammer eines armen Häuslers Geburtshilfe zu leisten, gehört der Vergangenheit an. Heute stößt der neue Erdenbürger seinen ersten Schrei in der sterilen, neonbeleuchteten Atmosphäre einer Geburtshilfe-Station aus ...« Und wenn nach einem mehr oder minder langen Leben es dem Menschen draußen im Dorf nicht vergönnt ist, daß er »auf den Schlag tot ist«, dann verlängert ihm drinnen

in der Stadt die moderne Medizin sein Siechtum. In den Krankenhäusern erleiden heute die meisten Dorfbewohner ihren Tod.
Das Buch kann mit der Vielfalt seiner Information als historische Volkskunde eingeordnet werden. Sein Reiz aber liegt in der Darstellung. Der Leser wird auf der ersten Seite schon feststellen, daß hier nicht jener trockene Stoff ausgebreitet ist, dem es die Volkskunde verdankt, daß sie als langweilig in Verruf geraten ist. Die Besonderheit liegt im Stil, in der Spontaneität der Schilderung. Man kann leicht erkennen, daß die Verfasserin aus persönlichem Erleben, aus dem Augenblick, den nur sie im Gespräch hatte, der nicht wiederholbar ist, geschrieben hat. Was hier aufgezeichnet ist, war bisher nirgends festgehalten und nachzulesen. Eine Ausnahme machen die Berichte der Prograder, der Hochzeitslader, die erst 1976 hinzugekommen sind. Ihre Gstanzl beim Ladspruch, beim Morgen- und Abenddank haben sie uns mündlich überliefert oder wir haben sie aus ihren Oktavheften herausgeschrieben, in denen in Kurrentschrift mit Bleistift oder Tinte, das Reimwort unterstrichen, die Verse zum Auswendiglernen und Vortragen aufgeschrieben und festgehalten sind. Das Brauchtum um den Hochzeitslader gehört nicht der Vergangenheit an, sondern ist zum Zeitpunkt, da dieses Buch erscheint, Gegenwart. Die Abschriften aus den Prograder-Heften sind die einzigen »Literaturhinweise«, die angeführt werden müssen. Hier sei vor allem Sepp Sontheim, aber auch allen anderen gedankt. Der Wirt von Parsberg, der als Volkssänger zu Kiem Paulis »Musterkofferl«, dem berühmt gewordenen Quartett gehört hat, ist bis ins Alter ein gefragter Hochzeitslader. Er hat ernste und heitere Begebenheiten sowie eine Reihe von »Titeln« hier mitgeteilt, die er in Jahrzehnten gesammelt hat.
Vergangenheit, Gegenwart und Zukunft, alle drei Zeitbegriffe schließt dieses Buch ein, denn es erzählt vom Kreislauf

des Lebens in der altbairischen Familie. Die Schilderung führt nicht nur Generationen, sondern Jahrhunderte zurück, neben christlichem Brauchtum steht heidnisches, das noch bis in unsere Tage heraufreicht. Der Berichtsbereich ist klein, denn er reicht gerade von einem Donauzufluß zum andern, trotzdem sprengt er immer wieder diesen eng scheinenden Rahmen, weil das Brauchtum, das heißt die Verhaltensweisen des altbairischen Stammes, über alle politischen Grenzen hinweg aus den gleichen Quellen fließen und bis heute verwandt geblieben sind.
Die Ereignisse, das Heiraten, das Zeugen und Geborenwerden sowie das Sterben, sind vergleichbar mit den Jahreszeiten der Natur. Das Brauchtum begleitet sie. Es ist von Haus zu Haus, von einer Dorfgemeinschaft zur anderen verschieden. Es hat sich im Lauf der Generationen und Jahrhunderte gewandelt. Die Formen haben sich verändert, wenngleich der Sinngehalt der gleiche geblieben ist. Vieles, was Franziska Hager (1874–1960) hier noch aus eigenem Erleben berichtet, ist in der zweiten Hälfte dieses Jahrhunderts auch der älteren Generation nicht mehr bekannt. Ihre Quellen reichen indes Generationen zurück, so daß sie bis zur Zeit um 1750 Berichte ihr bekannter Gewährsleute schildern kann. Das Buch ist ein Teil einer Trilogie. Der erste Band erschien 1975 unter dem Titel »Drudenhax und Allelujawasser« und erzählt vom Volksbrauch im Jahreslauf. Die vorliegende Niederschrift ist Teil 2. Der 3., in Vorbereitung befindliche Band wird »Das alte Dorf« zum Thema haben. Alle drei Bände führen auf eine Quelle zurück. Es ist Franziska Hagers Chiemgauer Kulturgeschichte »Meine Erde«. Ohne diese volkskundliche Sammlung hätte kein Band erscheinen können, da bereits zum Zeitpunkt der Niederschrift vieles der Vergangenheit angehört hatte.

Rosenheim, April 1976 Hans Heyn

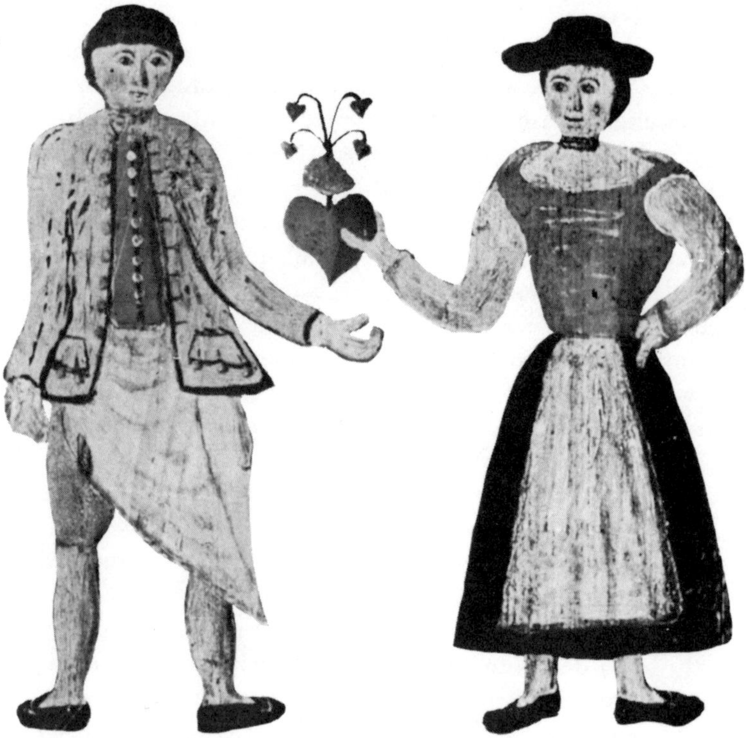

Kammerfenster, Brautstand und Hochzeit

»Zum heiligen Sakrament der Ehe haben sich versprochen . . .« Im Gestühl der sonntäglichen Dorfkirche wird es lebendig. Auf der Mannerseite reckt sich einer, ein Junger, auf den Ellenbogen schwer und langsam aus seiner knienden Stellung hoch. Mit beiden Händen lupft er die Flügel seines Jankers auseinander, damit die einwendigen Hitz'n heraus können, wirft sich in die Brust und streicht selbstbewußt und unternehmend seinen Schnurrbart nach links und rechts auseinander.

Hinter ihm die Manner, die gstandnen und erfahrenen, schauen in seine junge Ungebärdigkeit und blinzeln sich aus halboffenen Lidern schadenfroh zu. Und den ungefreiten, hartgesottenen Junggesellen, denen wetterleuchtet es triumphierend um den Mund: »Drum san mir lusti, weil mir koane Weiba ham.«

Drent'n, auf der Weiberseit'n, wo sonst die schwarzen Kopftücher und die bäuerlichen Hüte mit den städtisch aufgeputzten sich hingegeben über die kleinen und großen Gebetbüchln beugen, herrscht ebenfalls eine ungewohnte Erregung. Die einen treten sich gegenseitig mit breiten Schuhen in wortlosem Einverständnis unter der Kirchenbank auf den Fuß, die anderen stoßen sich vertraulich mit den Ellenbogen an, ganz stad und heimlich, daß es niemand merkt, und alle machen sie einen schiefen Hals nach einer bestimmten Richtung hin:

Die Augen züchtig zu Boden geschlagen, das Gesicht über und über brennend vor Verlegenheit wie ein blühender Geranienstock. Sie, die mit dem ehr- und tugendsamen Jüngling Sebastian Kink, Hauserbauernsohn von Hoamling, im Verspruch steht, nämlich »die ehrengeachtete, tugendsame Jungfrau Elisabeth Riepertinger, Pfeiferbauerntochter von Hörzing«, steht mit hastigen, hilflosen Händen und schwerem Atem, und wie sie sich gar nicht mehr zu retten weiß, schneuzt sie sich umständlich und geräuschvoll ins niglnagelneue, spitzenumnähte weiße Sonntagskirchensacktüchl und verstaut dieses wieder langsam und umständlich in ihrer Rocktasche unter der bauschenden, seidenen Schürze. Dann greift sie nach ihrem »Schmeckerl«, einem dickköpfigen Nagerl, oder einem Resedl oder gar einem Zweig Rosmarin, das sie in ihr Gebetbuch eingeklemmt hat, und das eigentlich dazu gehört, während der Predigt zuweilen den Schlaf sich zu vertreiben. Sie vergräbt ihre Nase in den köstlichen Duft.

Die dritte Verkündigung ihres Eheverlöbnisses durch den Pfarrherrn ist es, der die Brautleute persönlich angewohnt haben. Ihre Anwesenheit bei den beiden ersten Verkündigungen verbietet die Sitte. Nach altem Herkommen haben sie an diesen beiden Sonntagen einen Bittgang in die nächstliegende Wallfahrtskirche gemacht.

Bis zu dieser Verkündigung des Eheverlöbnisses aber war ein weiter, ein himmelweiter Weg. An seinem Anfang stand das Kammerfenster – und was dahinter maienjung blüht wie im Gartl die pfingstlichen Rosen oder, was in sommerlicher Reife »rotprachti« prangt wie der Mohn im Ährenfeld, das Dirndl oder die Dirn. Es schwärmte um diese Kammerfenster das ledige Mannsvolk wie der Imp um den honigtriefenden Lindenbaum, es summte und sang im männlichen Blut:

Bal i ausgeh auf d' Nacht,
is's a völlige Pracht,
rührt sie d'Schneid unterm Huat,
daß frei 's Federl wahn tuat.
Denn, allawei, allawei geht's a so zua,

wo dö schön Deandln san,
werd halt koa Ruah.

Und vom Kammerfenster echot es zurück:

Heunt nacht loant wo a Loaterl,
sei liab und steig auf.

Net zum Aussigrasn

Dieses Aufsteigen zu einem ehrsamen Plausch – zum »Aussigrasn« für verehelichte Männer ist das Kammerfenster nicht da – kann jeder ledige Bursch probieren, und sei es auch nur, um sich in aller Freundschaft aus der »Karfingl«, der Schnapsflasche, wie sie jedes Dirndl in seinem Kasten bereithielt, einen Trunk zu holen.
Etwas anderes ist es natürlich um das »Loaterl zur Liab«. Da schleglt manch einem Dirndl in heimlicher Angst das Herz, ob er, der Heißersehnte, den Weg zu seinem Kammerfenster suchen wird. Zwar hatte er beim letzten Hoagartn, grad, als dö Kerschn zeitig waren, mit den Kernen nach ihrem kirschroten Mund gezielt:

Spitzkern, Spitzkern,
wann i di triff,
muaßt mei Schatz wern,

so daß ihr heute noch sein wohlgezielter Wurf auf den Lippen brennt, wofür sie ihn beim Auseinandergehn zwischen Tür und Angel verstohlen angehaucht und ihn besprochen hat:

Ich, Lisl Riepertinger tu dich anhauchen,
drei Blutstropfen tu ich dir entziehn,

den ersten aus deinem Herzen,
den andern aus deiner Leber,
den andern aus deinem Lebenssaft,
auf daß mir gehört dei Stärk und dei Kraft.

Hangen und Bangen

Aber, wer kann denn wissen, ob der Wastl heute noch an dieses Spiel mit den Kirschkernen denkt und ob die drei Kreuze, die sie ihrem Liebeszauberspruch nachgesegnet hat, auch etwas geholfen haben. Daß auch er seinen Liebesbann für sie bereit hält und ihr bei der nächsten Gelegenheit unversehens drei Gocklfedern dreimal in die Hand drücken wird, auf daß sie keine Ruh mehr finden kann und ihn lieben muß, ob sie will oder nicht, davon ist ihr nichts bekannt. Sie weiß auch nicht, daß er, in ein violettseidenes Tüchlein eingeknotet, eine Wurzel von der Ringelblume, vom Baldrian und von der Eberwurz bei sich trägt, um ihre Liebe zu gewinnen, und daß er im Sinn hat, bei der nächsten Gelegenheit Brennesselsamen ihr ins Haar zu streuen zur Erhöhung der Liebeskraft. Erst nach vielem und vielem Kämmen wird sie den Samen aus dem Haar bringen. So wird sie unwillkürlich gezwungen sein, immer an ihn zu denken. Auch hat er am letzten Kräutltag Maria Himmelfahrt mit einem silbernen Talerstück unter Anrufung der Hl. Dreieinigkeit das »Liebeskräutl«, eine Wegwarte, ausgegraben und mit einem weißen Tüchl – nicht mit der bloßen Hand – an sich genommen und heimlich die Lisl mit der Wurzel angerührt. So muß sie ihn lieben, ob sie will oder nicht. Bleibt also der Lisl halt vorderhand nichts anderes als Hangen und Bangen in schwebender Pein und die Hoffnung, daß sie in Gottsnam doch einmal Braut wird. Und weil sie weiß, daß Unsere Liebe Frau dreimal um eine Braut herumgeht, um zu sehen, ob sie in der Ehe ein Kind wert ist, segnet die Lisl im vorhinein alltäglich vor dem Zubettgehn ihre Brust mit Weihwasser und dem Spruch:

Guat Nacht, ös zwö,
schlaft's recht schö,
im Namen des Herrn,
vui größer sollt's wern.

Mit viel weniger seelischer Beschwernis hat dagegen beim Nachbarn drüben die Nanndl ihre Kammerfensterzeit begonnen! Wiegt sich anmutig in den Hüften und trällert in das Spieglein an der Wand:

Heunt is dö Samstagnacht,
hat mir mei Herzerl glacht,
heunt gehts no lusti zua,
heunt kimt mei Bua.

Wenn der Mauerpfeffer blüht

Will der Bua seinem Dirndl die Probe auf seine Treue ablegen, dann flicht er ihr aus Mauerpfeffer einen kleinen Kranz. Diesen Kranz legt sie auf das Mauersims vor ihrem Kammerfenster, wo er, wenn ihr der Bursch treu ist, ein ganzes Jahr lang blühen wird, weil er nämlich durch die ununterbrochene Feuchtigkeit, die ihm das Mauerwerk als Nahrung spendet, blühen muß.
Nun ist aber für den Buam die Sache mit dem Kammerfenster nicht so einfach, wie sie herschaut:

An Sprung übern Zaun
Und an Juchezer drauf

Und an Klopfa ans Fensta.
Schöns Deandl, mach auf!

Goaßhüatn und hoamscheitln

Das Recht nämlich auf ein bestimmtes Kammerfenster und das Dirndl, das dahinter wohnt, muß sich der Bursch erst erkämpfen, wie draußen im Wald der Platzhirsch das Recht auf seine Erkorenen. Hat der Bursch ein paar gute Kameraden, auf die er sich verlassen kann, dann bittet er sie um das »Goaßhüatn« oder Spähe stehen, damit er auf seinem Pirschgang, beim Kammerfensterln, von dritten unbehelligt bleibt. Ohne diese Wache könnte es ihm passieren, daß ihm Rivalen allerhand Prügel in den Weg werfen oder einen Schabernack in Szene setzen, vielleicht eine Katzenmusik, die alle Hausbewohner und die Nachbarn aufhorchen läßt. Sie könnten ihm Nußschalen streuen, die höchst unpoetisch krachen, wenn er zwischen Mondenschein und Sternenflimmern auf leisen Sohlen sich dem Kammerfenster nähert. Sie könnten ihm auch das bewußte Loaterl verstecken, so daß mit lauter Suchen und Suchen die Zeit und die Gelegenheit zum Aufstieg ungenutzt verstreicht. Sie könnten ihm auch die Leitersprossen heimlicherweise durchgesägt haben. Sie könnten ihm, wenn er glücklich am Fensterkreuz angelangt ist, schwupp, die Leiter unter den Füßen fortziehen, jedenfalls, es gibt viele solche freundschaftliche Flegeleien.

Schlimm aber steht es um einen, der aus fremden Jagdgründen herüber zu wechseln versucht hat. Während er droben am Kammerfenster Zärtlichkeiten mit seiner Angebeteten tauscht, zerreißt ein Pfiff die nächtliche Schäferstunde. Da gibt es nichts anderes, als Flucht, einen Sprung in die Tiefe, einen Sprung auf Gedeih und Verderb, denn drunten, da warten drei, vier oder fünf stämmige Gestalten, ausgerüstet

mit Prügeln und Scheitern, um den Schänder ihres Reviers »hoamzscheitln« auf Nimmerwiederkommen, manchmal in den Tod.
Unerwünschte Burschen oder solche, die sich beim Dirndl mißliebig gemacht, weiß sie von selbst von ihrem Kammerfenster abzuwehren. Da kann auch der süßeste Lockruf:

Grea is dö Hollastaudn,
weiß is sei Blüah,
Deandl, i hätt di gern,
wia is's denn dir?

nicht verfangen, und die Antwort wird lauten:

Mei Bettstadl hat sie gwendt,
Und unsa Liab hat a End.

Ganz Unentwegten wird mit einem Guß kalten Wassers auf die Beine geholfen. Es kommt aber auch vor, daß so ein »Gassl- oder Fensterlbua« mit Wehmut feststellen muß:

Z'naxt hon i mein Dirndl
A Fürtabandl bracht,
Und an andern Buam hat sie's
Aufs Hüatl nauf gmacht.

Im allgemeinen sorgt die Burschenschaft eines Dorfes für Ordnung beim Kammerfensterln. Das Dirndl, das mit zwei, drei Burschen »anbandlt« oder gar sein Kammerfenster für jeden offen hält, verfällt der Feme auf dem Tanzboden, gleich dem Dirndl, das sich zu gut und zu stolz für das Kammerfenster dünkt, was der Bursch mit dem Vers quittiert:

Und wannst mir net aufmachst,
na zoag i dir d'Feign,
am Sunnta is Kirta,
konnst a dahoam bleibn.

Ganz liederlichen »Tüchern« streuen die Burschen Sägleim unter ihr Kammerfenster und beschmieren die Hauswand mit Pech oder Unrat. In früheren Zeiten hatte das dörfliche Sittengericht für Kammerfenstersünder und -sünderinnen sogar einen Saurüssel als Schandmaske bereit sowie ein roßhaarenes Büßerinnenhemd, solche sind noch in Museen zu sehen.

Das Hausbrot fressen

Ungern wird es gesehen, wenn das Dirndl vom Haus »das Hausbrot ißt«, also mit dem Knecht ein Verhältnis hat, oder wenn innerhalb einer Hausgemeinschaft Knecht und Magd »das Hausbrot fressen«, denn:

A Liabschaft im Haus
is seltn a Gwinn,
was ma in Schuachen derspart,
geht in Strümpfn dahin.

Vom grean Kranzl

Hat es ein Bursch über alle Hindernisse hinweg glücklich erreicht, daß er regelmäßig an einem Kammerfenster Audienz erhält, und ist offensichtlich geworden, daß »dö zwoa Nesterl tragn tean«, dann wissen auch die Außenstehenden, daß es mit den beiden nunmehr seine Richtigkeit hat. Kein

Störenfried wird fürderhin diesem Burschen den Weg an sein Kammerfenster kreuzen. Dafür verlangt er von seinem Dirndl, daß durch kein unbotmäßiges Verhalten ihrerseits der begonnene gemeinsame Weg eine Störung erfährt. Der Grundsatz, daß jungfräuliche Unbescholtenheit Bedingnis zur Schließung ehelicher Gemeinschaft ist, ist da und dort noch nicht gänzlich außer Kurs geraten, und so mahnt der Bua: »Tua di net vertoa, Deandl, daß d' dei greas Kränzl no hast, wann i ofragn kim bei dir übers Jahr. Net, daß ebba geht, wia bei der Katl drent, wo dö zwoa scho obaut ham, bevor no der Acker gweicht is gwen.«
Von nun an gehen der Wastl und die Lisl in aller Öffentlichkeit mit gegenseitig ineinander gehakeltem kleinen Finger. Von nun an erfreut sich der Nagerlstock auf der Altane einer besonderen Pflege, und der erste purpurn aufgeplatzte Nagerlkopf wird ans Mieder gesteckt, wo ihn der Bursch brockt und auf seinen Hut stecken wird. Dafür nestelt er dem Dirndl als »Glückbringat« einen Schatztaler an das Miedergeschnür, einen Frauenbildtaler oder einen Georgitaler mit dem Spruch:

In Sturm und Not sei ohne Sorg,
vertrau auf Gott und St. Georg.

Von der Urahndl her hat sich dieser Schatztaler in der Familie vererbt. Er muß in der Familie bleiben, wenn er seinen Wert und seine Kraft nicht verlieren soll. Und wenn er nach Jahrzehnten an ein anderes Miedergeschnür wandern wird, wandert er wiederum dorthin, um Glück zu bringen und gleichzeitig den »Buamatratzer«, den weißen, spitzengesäumten Brustfleck im Mieder, beziehungsweise das, was jungfräulich unter ihm wogt, in Zucht und Ehren zu schirmen. Zum Schatztaler hängt der Bursch noch das Symbol der Vereinigung der beiden Geschlechter, die zierlich in Silber getriebene Feigenhand, die den bösen Blick, wie alle bösen Einflüsse abwehrt. Sie ist vom Dirndl gespendet und hängt an der Uhrkette des Burschen, wie es weiterhin Sitte ist, daß der Bursch seinem Dirndl Uhrkette und Ring schenkt. Bei Aufgabe des Verhältnisses wird der Schatztaler zurückgegeben.

Aber, was der Bursch dem Dirndl auf dem Jahrmarkt gekauft hat, das darf es behalten. Trennen sich zwei, die miteinander gegangen waren, dann wird das Dirndl geneckt: »Bist abbrennt? Da hast an Abbrandlerpfenning, daß d' wieda aufbaun konnst.«

Im Jahr 1635 hatte ein kurfürstliches Mandat bestimmt, daß »die Hausväter ihren Kindern und Ehhalten das Auslaufen und das nächtliche Fensterln nit gestatten«. Und eine Verordnung aus dem 18. Jahrhundert besagt, »daß verbotenen Fensterlns und nächtlichen Auslaufs halber den Kindern und Ehehalten fleißig aufzusehen, widrigenfalls aber exemplarische Straff an Geld, Gefängnis und gestalten Dingen, gar am Leib zu gewärtigen«. Seither haben die Pfarrherren, denen das Fensterln begreiflicherweise ein Dorn im Auge war, zur rechten Zeit gegen das Kammerfenster gewettert. Aber was einmal Brauch ist, das ist halt der Brauch, an dem all die heimlichen und offenen Strafpredigten abprallten wie ein Hirnbatzl an einem hoabuchenen Bauernschädel. Erst die Formel, »zum heiligen Sakrament der Ehe haben sich versprochen . . .« schließt endgültig das Kammerfenster.

Der Zammastand

Zum Zustandekommen des vorverkündeten Eheversprechens hätte es von seiten der Hochzeiterin keiner raren »Haushabn« und keines Katers bedurft, denn die Lisl, »dö heirat d' Schön aus«. Ein Heiratsschmuser und eine vorangehende Brautschau wäre ganz und gar überflüssig gewesen, denn der Wastl kennt seine Lisl, mit der er, den Schulranzen auf dem Buckl, sieben Jahr lang den dreiviertel Stunden weiten Weg zur Schule gewandert ist durch kniehohen Schnee und glühenden Sonnenbrand. Er hat ihr auch keine wohlgesetzte, wortreiche Liebeserklärung aufgesagt, sondern hat ihr einfach ein lebzeltenes Herz um den Hals gehängt, und der »Zsammastand« war fertig.

»Als a Kloana is dö Lisl freilich a recht a zarts Madl gwesn. Aba iatzt hat sie si guat außagmacht, is a gwitzts Leut und koa fade Nockn, is a koa gschupfte Henna und a koa überspannte Flitschn, wia oft dö Madln z' Rosenham oder z' Traunstoa drinn, sondern is a recht a saubere Dingin und a roglsams Weibsbuid, mit der oana scho was ofanga ko.« Dabei ist der Wastl bei seiner Wahl wohl bedacht gewesen, daß er als ein richtiger Bauer auf einen richtigen Hausstand schauen muß, so gut, wie auf einen Viehstand. Er kann von seiner Lisl im vorhinein annehmen:

Sie schafft im Hause, was sie soll,
die Schüssel und die Wiege voll
und sucht ihr Glück nicht draußen,

sondern dort, wohin der Herrgott sie stellt und wo der Wastl sie finden will.

Das Verhafteln

Was das übliche Haftl- oder Drangeld von einst nach dem Verspruch anbelangt, so hatte die Lisl von ihrem Wastl kein solches gebraucht, wenn sie auch sagen muß, daß der Brautgulden, den einst ihr Vater, schön niglnaglneu vom Goldarbeiter geputzt, beim Verspruch der Mutter als »Andinggeld«

gegeben hat und den die Mutter bis auf den heutigen Tag als »Ehestandshüter« in ihrem Gwandkasten aufgehoben hat, a recht a schöne Sach is. Aber beim Haftlwein sind sie doch gewesen, die beiden, weil es seit langen Zeiten Brauch ist, daß man alles, was im Leben wichtig ist, Kauf und Verkauf, Hofübernahme mit einem Trunk »verhafteln« oder bekräftigen tut. Vor vierzehn Tagen ist es gewesen, wie sie es »richtig gemacht« haben, das heißt, wie sie mit dem ihrigen Vatern, der wo nach der Hochzeit ins Zuahäusl hinüberzieht, zum Protokollieren oder Verschreiben, zur Übernahme des elterlichen Hofes und zur Festlegung des »Ausnahm« für die Eltern, beim Notar gewesen sind. Haben es auch als gute Kinder für ihre Eltern recht gemacht nach dem Grundsatz:

Dö altn Leut san wia a Gotteshaus,
denn von der Kirch
und von dö altn Leut,
da geht der Segen aus.

Daß es auch weniger brave Kinder gibt nach dem Grundsatz:

Wann i amal heirat,
na heirat i in mei Haus
und schiab na mein Vatern
zum Hennaloch naus,

das bezeugt eine Mahnung, die in einem bayerischen Amtsgericht, in dem Eltern und Kinder, als feindliche Parteien einander gegenüberstehend, ihre »Übergab« beurkunden ließen, im Amtszimmer hängt:

Merk es dir, ergrauter Vater,
sag es deinem Mütterlein,

soll der spätere Lebensabend
ohne Nahrungssorgen sein,
gib du die erworbenen Güter
nicht zu früh den Kinder ab.

Wie sehr es dem Bauern einen schweren Entschluß bedeutet, zu übergeben, das heißt das Regiment in andere Hände zu geben, das illustriert nachstehende Notiz aus einem chiemgauischen Lokalblatt:

Kolbermoor. Unter den Musterungspflichtigen einer Nachbarstadt (Rosenheim) befand sich auch ein 62jähriger Bauer von echtem, altem Schlag. Natürlich wunderte sich der Militärarzt über den Mann und erkundigte sich eingehend nach dem näheren Tatbestand. Der greise Rekrut erwiderte: »Mir ham an Stellungsbefehl kriagt, und weil's bei meim gleichnamigna Sohn ghoßn hat ›Bauer‹, war i der Auffassung, ös habts do mi gmoant, i hab no net übergebn. –

Seit dem Haftlwein gelten also der Wastl und die Lisl als offizielles Hochzeitspaar und sind nach alter Rechtsauffassung nicht nur innerhalb der Familie, sondern für die ganze Pfarrgemeinde Inhalt und Ereignis der kommenden Tage. Ein Festrausch ist über das sonst in seine Arbeitsfron gebeugte Dorf gekommen. Über die Mannerleut, die nach Feierabend bei der Tabakspfeife in die Besprechung der »sachlichen Verhältnisse« sich vertiefen, über die Weiberleut, die mit Hingabe in die internen Angelegenheiten und alle Entwicklungsmöglichkeiten der kommenden Ehe sich versenken. Über die Burschen und Dirndln bis hinab zu den Lausbuben, die, ein Schnürl in der Hosentasche, das Kommen und Gehen der Brautleute belauern, um ihnen den Weg zu sperren und ihn nur gegen ein Lösegeld freizugeben, um dann mit den Zwoaringen und Fünferln die Dorfgassen auf und ab zu scheppern.

Weiß für die Kranzlbraut, blau für eine Wittiberin

Gleich nachdem der Herr Lehrer als beamteter Gemeindeschreiber die Brautleute im Gemeindekastl ausgehängt hatte, ist ein Bursch aus der Nachbarschaft von Haus zu Haus gegangen und hat zum »Kranzn« eingesagt, das heißt wann und wo die Burschen aus dem Wald die Zweige holen und wann und wo die Dirndln die Kränze binden, um die Tür des Hochzeitshauses zu schmücken. In die Kränze werden Schleifen von Seidenpapier gesteckt, weiße für eine »Kranzlbraut«, eine unbescholtene Braut, rote und blaue für eine Wittiberin. Und weil den Burschen der Übermut zu allen Knopflöchern herausspringt und sie die Braut gut leiden können, haben sie in weiser Voraussicht in den Türkranz auch gleich einen Schnuller und eine Milli-Ludl gehängt und vielleicht auch noch ein Puppenfatschnkindl. Oben, über der Türmitte, kommt in den Kranz eine Spruchtafel »Gott segne das Brautpaar« oder »Gott segne euren Bund«.

Das Kranzlbier

Ist die Nacht angebrochen, dann bringen die Burschen und Dirndln leise den Kranz zum Hochzeitshaus, um ihn dort mit laut dröhnenden Hammerschlägen am Türpfosten zu befestigen. Ist das Werk vollbracht, wird noch der Braut in die Kammer geleuchtet. Für die erwiesene Ehre spendet das Brautpaar das »Kranzlbier«, bei dem Tanz und Lustbarkeit erst in später Stunde ein Ende finden.
Bis zur Hochzeit spendet die Braut Almosen, um möglichst viele »gelts Gott« als Segen in die Ehe einbringen zu können. Nach Gebetläuten ging früher, wenn es nicht unbedingt sein mußte, eine Hochzeiterin nicht mehr aus dem Haus. Wenn,

dann ging sie nicht allein, vielleicht in Begleitung eines Kindes oder mit etwas Geweihtem in der Tasche. Sie sollte vor den bösen Geistern geschützt sein, wie ja Brautleute überhaupt gut daran taten, starkriechende Kräuter gegen bösen Zauber bei sich zu tragen, Dill, Wermut oder am besten eine Schnalzn, das ist ein Zweig von Krotzn, vom Rosmarin, der mit seinem dämonenfeindlichen Geruch imstande ist, alle Unholden, die ganz besonders um die Tage der Hochzeit den größten Verderb anrichten können, abzuwehren.

Rosmarin – Ewigkeitskraut

Der Rosmarin, einst Aphrodite, der Göttin der Schönheit und der Liebe heilig, von Kaiser Karl dem Großen in seinem Capitulare de villis zum Anbau befohlen, 816 bis 837 im Klostergarten zu St. Gallen gepflegt, kam im Mittelalter als bräutliche Myrthe in Aufnahme. Weil zwei, die sich gegenseitig einen Rosmarinzweig schenken, in alle Ewigkeit nicht mehr auseinander können, darum heißt der Rosmarin im Volk auch Ewigkeitskraut. Näht eine Jungfrau heimlich einen Rosmarinzweig in den Brustlatz ihres Liebsten, dann kann er nie mehr von ihr lassen. Der Rosmarin gilt als das Sinnbild der Liebe und Treue.

Während ihres Brautstandes soll die Braut an ihrer Ausfertigung keine Nadel anrühren, damit sie nicht »die Lieb absticht«. Ist auch gar nicht nötig, denn das besorgt die Nahterin, die, hinter Bergen von Leinwand und Stoffen vergraben, mit ihrem Lehrmadl im Haus der Braut am Fenster der Wohnstube sitzt, mit feinem Gehör und mit offenen Augen, daß ihr nichts auskommt, dazu bescheiden, fleißig und dennoch ihrer Wichtigkeit sich wohlbewußt. Alle Schönheiten, alle Schwächen und Schäden des bräutlichen Leibes sind ihrer Kunst offenbar, wie sie auch um die verborgenen Süßigkeiten der Lisl weiß.

Das Stuhlfest

An einem vorgeschriebenen Tag geht das Brautpaar zum »bein«, das heißt, die Ehedelinquenten rücken beim Herrn Pfarrer zum Stuhlfest oder Brautexamen an, dem Tag, an dem der Stuhl oder Sitz der Braut im Hause ihres künftigen Herrn gefestigt wird. Mit klopfendem Herzen! Denn auf diesem Gang fällt den beiden der ganze Beichtspiegel aus der Schulzeit mit dem Register ihrer kindlichen Missetaten ein. Aber der »Glaube an Gott«, das Vaterunser und die zehn Gebote Gottes haften so unverrückbar in ihrer christgläubigen Seele, daß beim Aufsagen das »Fräuln« Theres, draußen, am Schlüsselloch, hochbefriedigt von ihrem Horchposten abzieht. Bei jedem Stuhlfest denkt das Fräuln Theres daran, wie ihre Mutter selig immer erzählt hat, daß ihre Schulkameradin, die alte Hirlin, bis in ihre letzten Tage den Schandfleck nimmer hat von ihrem Brautstand abwischen können, indem sie nach dem Stuhlfest wegen ungenügender Kenntnisse in Religion noch einmal in die Christenlehr gehen mußte.

Kaum tritt das Brautpaar nach bestandenem Examen aus der Tür vom Pfarrhof heraus, lassen die Burschen, die schon lange auf der Paß standen, die Büchsen krachen.

Nach dem Stuhlfest geht das Brautpaar still auf den Friedhof, um dort an den Familiengräbern die Ahnen zur Hochzeit zu laden.

Oft konnte ich mich bei solchen Gelegenheiten über die Treffsicherheit bäuerlicher Gleichnisse freuen. Ich sagte einmal zu einer mir gut bekannten Bäuerin: »A richtiga Mo is er scho, der Hochzeiter!«

»Sell scho«, erwiderte sie, »sell scho. Aba nix Saubers ist net dro an eahm. A Schlampn (Unterlippe) hat er, dö wo eahm glei abihängt bis zum Gott Vata« (gemeint war der Penis).

Der Prograder kommt

Hochzeitlicher Zeremonienmeister ist der »Prograder«, der Prokurator oder Hochzeitslader. Von seinem hohen »Ladestock« flattern ihm die weißen und roten Bänder der Freude. Weiße und rote Seidenbänder umwirbeln seinen hohen Hut. Seidenbänder fliegen ihm von der Schulter, und der hochzeitliche Blumenbuschn und die Zweige der heimatlichen Myrthe, des immergrünen Rosmarin, schmücken seine Brust. So wandert er von Haus zu Haus, von Dorf zu Dorf, um die Gäste zum Fest zu laden.
Acht Tage vor der Hochzeit begibt sich das Hochzeitspaar mit den Eltern und dem Hochzeitslader in ein Gasthaus zum »Andingen«, zur Festlegung des Hochzeitsmahles, der Entlohnung der Musikanten und zur Bestimmung der einzuladenden Gäste.
Zu einer kleinen oder halben Hochzeit wird die nähere Verwandtschaft eingeladen, zu einer großen oder »geladenen« Hochzeit die gesamte Verwandtschaft. Die einzelnen Verwandtschaftsgrade müssen dem Prograder als Festordner angegeben werden. Zum ersten Grad zählen die beiderseitigen Verwandten, zum zweiten die Gevattern, zum dritten Grad die Nachbarn und die »Geheißenen«, Meßbruder und Meßschwester, die sich dann gelegentlich dieser Hochzeit einander versprechen, in guter Freundschaft gegebenenfalls einander in die Hochzeit zu gehen und beim Ableben an der Beerdigung und am Gottesdienst teilzunehmen und eine Messe lesen zu lassen. Es wäre ein nie wieder gut zu machender Verstoß gegen die bäuerliche Etikette, wenn ein näherer

Verwandter beim Hochzeitsmahl weit weg vom Brautpaar zu sitzen käme oder umgekehrt ein weitschichtiger Verwandter am Ehrentisch.

Am Ehren- oder Brauttisch, auf dem vor der Braut der von den Freundinnen gestiftete, schön geformte Hochzeitsbutter steht, das Sinnbild nie mangelnder Butter im neuen Heim, sitzt in der Mitte vor den rosmarinumkränzten Tellern das Brautpaar. Rechts von der Braut sitzt die Ehrenmutter oder Brautmutter, links vom Bräutigam der Ehr- oder Brautvater, dann kommen die Geschwister der Brauteltern und der Brautleute, dann die Geschwisterkinder und so hinab bis zu Göd und Godn, die die Kinder, jetzt Brautleute, von den beiden Brauthäusern aus der Taufe gehoben oder zur Firmung geführt hatten. Zur »ganzen Hochzeit« gehören dann noch die Kranzljungherren und Kranzljungfrauen, unbescholtene Burschen und Mädchen aus der näheren Verwandtschaft oder Schulfreunde und Schulfreundinnen des Brautpaares sowie der Brautführer oder Brautweiser, der die Braut und die Kranzljungfrauen unter seiner Obhut hat.

Wer auf die Hochzeit geht, erscheint erst nach dem Mahl, zahlt sein Bier selbst und gibt für jeden Tanz der Musik etwas. Gehochzeitet wird nach altem Brauch nur in der Zeit von Ostern bis Mai, von Mitte September bis gegen Weihnachten und von Neujahr bis Aschermittwoch. Im Mai selbst durften früher keine Hochzeiten gehalten werden. Heiraten nach Weihnachten gelten meist nicht als Liebesheiraten, sondern als langwierig und umständlich zusammengekoppelte Ehen oder Notheiraten. Wer das Jahr über nicht zur Heirat schlüssig werden konnte, der entschließt sich dazu schnell noch am »Letzthirgstmontag«, am letzten Montag vor dem Advent. Hat ein hartgesottener Junggeselle so lange mit dem Freien gewartet, daß er zuletzt doch ledig beblieben ist, so nennt man ihn einen Herbstknecht.

Das »Andingen«, zu dem in früherer Zeit die nähere Verwandtschaft eingeladen war, galt mit Essen und Trinken als kleine Vorhochzeit. Am Mittwoch soll man nicht heiraten, weil »Mittwochkinder« nicht gedeihen.

Die drei Werber

Während im Hochzeitshaus die Handwerker die Alten »ausbauen« und die Jungen »einbauen«, begibt sich der Prograder mit dem Hochzeiter, der manchenorts früher in der Hand ein Schwert trug – beide haben ein geweihtes Palmkatzl in der Tasche – auf den Weg, um die Braut zur Hochzeit zu laden. Mit ihnen ging früher der »Hennaklemmerer«, ein Spaßvogel, der sich am Brauthof eine Henne einzufangen suchte. Beim Ansichtigwerden der drei Werber versteckt sich die Braut im Hause, während die Brautmutter schnell noch ein letztes Faserl Staub von der blank gefegten Tischplatte bläst und den Weichbrunnkessel am Türpfosten zurecht rückt. Nach etlichem Suchen bringen der Prograder und der Hochzeiter die verschämt sich sträubende Hochzeiterin in die Stube. Atemlose Stille ist eingetreten. Der Hochzeitslader nimmt den Hut ab, schreitet feierlich und gemessen zum Weichbrunnkessel an der Stubentür, taucht seine drei Finger hinein und besprengt die Anwesenden mit Weihwasser:

Also, in Gotts Nam,
Jetzt fang ma an.

Weil aus göttlicher Anordnung und beiderseits Befreunden wirklich die Stunde ist gekommen, daß sich dieser ehrengeachtete Jüngling Sebastian Kink, Hauserbauernsohn von Hoamling, und die ehrentugendsame Elisabeth Riepertinger,

Pfeiferbauerntochter von Hörzing, auf priesterliche Kopulation und darauffolgenden Hochzeits-Traktamenden einzuladen, nämlich die heiligen drei Personen, Jesus, Maria und Josef, auf daß ihr Glück und Segen und guten Anfang erhalten möget, auch den Hochzeitsgästen alle Lustbarkeit verleihen wollt.

Jetzt aber, ehrentugendsame Hochzeiterin: Es läßt Sie dieser ehrengeachtete Jüngling einladen auf nächstkünftigen Montag in das lobwürdige Pfarrgotteshaus zu Prien um 10 Uhr früh, wo er verlangt, mit Euch vor Gott und seinem privilegierten Hochaltar vorgestellt zu werden, um alldort das heilige Sakrament der Ehe zu empfangen. Es wird hervortreten ein ehrwürdiger, hochgeweihter Priester, derselbe wird Euch einweihen und einsegnen zum heiligen Sakrament der Ehe.

Nun, ehrengeachtete Braut, bitte ich Euch um Jesu willen, schwöret alldort einen dreimaligen Eid, mit welchem Ihr durch das Ja-Wort dreimal bestätigt, eure gutgesinnten Herzen zu Gott, dem himmlischen Vater, empor, damit Euch derjenige verleihe Glück, Segen und ein langes Leben. Aber nach Vollendung dieser Kopulation und dem Amte bekommt man einen Trunk Wein oder Johannissegen. Da werden wir alle beiwohnen dem heiligen Meßopfer von Anfang bis zum End, bis der Priester das hl. Weihwasser aussprengt. Danach werden wir auch mittrinken helfen den Sankt Johannissegen. Danach werden wir euch weiter begleiten helfen vom lobwürdigen Gotteshaus heraus zu einer Laufstatt, nach dieser aber bis zum wohlehrgeachteten Gastwirt Estermann, allwo ihr mit eieren Freunden das freundliche Freudenmahl genießen werdet, und das werdet ihr in größter Fröhlichkeit gewiß einbringen. Nun reiche mir die Hand und sag bald ja mit einem Wort, sonst gehn wir uns um eine andere fort.«

Nun bietet der Prograder der Braut die Hand.

»So sei gebeten und komme halt ...« Worauf die Braut erwidert:
»Ja, weil es dem Vater und der Mutter recht ist, ist es mir auch recht.«
Nach gegenseitigem Handschlag wird ein Imbiß aufgetischt. Nach der Braut werden die Verwandten und Bekannten geladen. Tritt der Hochzeitslader in das Haus, dann hebt er zum Gruß seinen Ladstock und spricht:

Ich geh durch Felder,
geh durch Wald,
mich grüßet jung, mich grüßet alt,
ich tret im Bandlschmuck ins Haus
und zeichne an die Tür den Strauß.
Geladen ist, wer kommen mag,
Herr, Frau, Bub, Dirndl
zum Ehrentag.
Jetzt machen wir uns fest gefaßt
auf einen sicheren Hochzeitsgast.
Der Hochzeitslader, wohlbekannt,
bin ich, vom Brautpaar zu euch gesandt.

Bei der Base

»Vielgeliebteste, schätzbarste Base! Ich kann es nicht unterlassen, dich aus besonderer Ehre zu besuchen. Mir ist anbefohlen von beiden Brautleuten: Es hat sich vor Verordnung Gottes so zugetragen, daß sich zwei mit einander versprachen, es haben sich auch zwei mit einander versprochen zum hl. Sakrament der Ehe.
Der Hochzeiter ist der ehrengeachtete Jüngling Sebastian Kink, Hauserbauernsohn von Hoamling, neu angehender Besitzer auf dem Hause der Braut in Hörzing.

Die Hochzeiterin ist die ehrengeachtete, tugendreiche Jungfrau Elisabeth Riepertinger, Pfeiferbauerntochter von Hörzing.
Sie haben aber auch bei der christlichen wie bei der weltlichen Obrigkeit angehalten um einen Ehrentag. Dieser ist ihnen bewilligt worden auf nächst künftigen Montag. Und zum Frühstück bitten wir uns aus, geben Sie uns die Ehre zum Herrn Gastwirt Estermann in Prien. Das hochzeitliche Ehrenamt ist um zehn Uhr früh in dem lobwürdigen Pfarrgotteshaus alldort in Prien. Es wird hervortreten ein ehrwürdiger, hochgeweihter Priester, derselbe wird beide Brautpersonen einweihen und einsegnen zum heiligen Sakrament der Ehe.
Alsdann laßt Euch dieses ehrengeachtete Brautpaar einladen, Ihr sollt ihm noch die Ehre geben von diesem lobwürdigen Pfarrgotteshaus über Gassen und Straßen hin zu der Laufstadt, von der Laufstadt hinwiederum bis zu dem ehrengeachteten Herrn Estermann, Gastwirt, in seine offene Taffern, alldort wollt Ihr bei diesen aufgestellten Mahlzeiten mit dem ehrengeachteten Brautpaar zu Tische sitzen und ihren hochzeitlichen Ehrentag von Anfang bis zum Ende zehren helfen.«
Nun bietet der Hochzeitslader der Eingeladenen die Hand:
»So Basl, jatzt werst wissn, was du z' toan hast.«
Durch Handschlag wird die Zusage zur Teilnahme an der Hochzeit erteilt, worauf der Hochzeitslader ein Trinkgeld und eine kleine Bewirtung erhält.

Bei der Kranzljungfrau

Eine besondere Form der Einladung steht der Kranzljungfrau zu. Der Prograder betritt ihr Haus ungesehen durch die hintere Haustür, um die Einzuladende bei der Küchenarbeit überraschen und belauschen zu können, und berichtet dann über den Verlauf der Ladung:

> Bei der Kranzljungfrau,
> da hats anderscht ausgschaugt,
> hat mit dem ruaßign Pfanndl zuaghaut,
> und hab mi fast net einitraut.
> I hab ihr ebbs Schtads
> ins Ohr einidraht,
> daß bald a Bua kimt,
> der um sie ohaltn tat.
> Aft ist 's drum glei lusti
> und zuatrauli worn
> und is glei rausgruckt
> mit Schnaps und mit Schmarrn.

Kommt der Hochzeitslader auf seinem Ladegang an eine verschlossene Tür, dann hinterläßt er seine Einladung schriftlich, zeichnet mit mehr oder minder großem künstlerischen Talent mit einigen Kreidestrichen an die Haustür eine Zitrone mit einem Rosmarinzweig, Sinnbild der Hochzeit, schreibt darunter gleich in Mark und Pfennigen die Höhe des Mahlgeldes und setzt so viel Striche dazu, als Maß Bier zum Mahl gehören.
Todmüde, aber kreuzfidel kehrt der Hochzeitslader spät abends von seiner Wanderschaft zurück, die Taschen vollgepfropft und in ein buntes Schneuztüchl eingebunden all die bäuerlichen Geschenkgaben, die er hochbefriedigt der Mutter auf den Tisch hinbreitet: Eier, ein Rankl Gselchtes, einen Keil schwarzes Hausbrot, Kletzen und gedörrte Zwetschgen, ein Bröckerl saftiges Surfleisch, einen Brocken Butter, ein paar Rohrnudeln, ein Ranftl goldgelbes Schmalz und zuletzt die Delikatesse aller chiemgauischen Delikatessen, ein paar rare Fisolnknödel.

Die Einladung ist eine Ehr'

Inzwischen sind auch an die entfernt wohnenden Verwandten an den hochverehrten Herrn Vetter und an die Frau Bas in der Stadt die Hochzeitsladebriefe gegangen. Die Einladung zu einer Hochzeit ist eine Ehre, sie ohne triftigen Grund abzulehnen, kommt einer Beleidigung gleich.
Wo eine Braut im Dorf persönlich von Haus zu Haus einlädt, erhält sie immer ein Stück Brot, aus dem am Hochzeitstag eine glückbringende Morgensuppe bereitet wird.
Sind alle Einladungen abgeschlossen, dann versammelt man sich gleich wie zum »andingen«, so auch zum »zusagen« in der Wirtschaft, wobei der Prograder die an der Hochzeit teilnehmenden Festgäste bekanntgibt. Essen und Trinken beschließen als sogenannte »Ladsuppe« die Zusammenkunft.

Der Kammerwagen

Am Samstag vor der Hochzeit wird »der Kammerwagen« gefahren. Jahr um Jahr hatte der Brautvater auf seinem Dachboden das Hartholz zur Beschaffung der »Ausfirtigung« aufgestapelt. Vor der Verladung der Ausfirtigung auf den Kammerwagen wird sie mit allem Hausrat zur Schau aufgestellt und erfreut sich einer lebhaften Besichtigung, bei der eines dem anderen die Tür in die Hand gibt. Den Kammerwagen bauen Nachbarn und Freundinnen der Braut in fröhlichem Eifer auf, schmücken die Gegenstände mit roten Bändern und grünen Buxzweiglein, selbst oben, am Peitschenstiel des Fuhrknechtes wippt ein solcher Strauß. Aber die Peitsche hat die Braut mit roten Bändern fest verbunden, damit der Fuhrknecht während der Fahrt nicht schnalzen kann, weil sich sonst die Braut in der Ehe auf reichliche Prügel gefaßt machen müßte.

Hoch aufgetürmt steht der festliche Wagen mit Tisch und Stühlen, mit Glaskastl und Kommodkasten, mit Betten und Bettläden und einem behäbig gezimmerten Gwand- und Waschkasten, vollgepfropft von unten bis oben mit Wäsche und Tuchstöckln, grob und fein gewebte Leinwandrollen, alles mit Blumensträußl und Bändern geziert, Spiegelbild ländlicher Sitte. In früherer Zeit waren die Kasten bunt bemalt, trugen Monogramm und Heiratsjahr, meist noch einen Spruch, wie ich kürzlich einen solchen auf einem alten Brautkasten las:

Rosen welken, Mahrmohr bricht,
Aber unsre Treue nicht.
So wie diese Rosen hier,
Bleib ich dreubeständig Dier.

Und auf der dazu gehörigen Bettstatt las ich:

Bin gesund erwacht,
Dank ihm für die gute Nacht,
Fange Tagwerk mit ein Segen dann
In Gottes Nahmen wieder an.

In die vier Zipfel des Oberbettes vom Brautbett hat die Brautmutter geweihte Palmkatzl eingenäht, damit die Hex nichts Böses in das Brautbett einzaubern kann. Einem Eck des Brautleintuches ist ein geweihtes Amulett eingenäht, und am Spinnradl hängt, weil auch beim Kammerwagen immer etwas Geweihtes dabei sein muß, an einem seidenen Band eine Scheibe Dreikönigssalz. Im Brautkasten, in dem in früherer Zeit auch gleich das Heiratsgut, mancher Guldentausender, hineingeworfen wurde, fehlt nicht der Lichtmeßwachsstock, der die Weihe von neun Lichtmeß-Sonntagen hat und an den Sterbebetten den bösen Feind vertreiben muß. Es fehlt auch nicht die Kommunionkerze, die der Braut von der Brautmutter mitgegeben wird. Auf den Brautbetten liegt das Sterbekreuz, wie ich ein solches nach der Hochzeit täglich auf den Ehebetten liegen sah, weil Ehefrauen als nachmalige Mütter »immer mit einem Fuß im Grabe stehn«. In einem Korb liegt, in grüne Blätter gebettet, die von den Schulfreundinnen gestiftete, kunstvoll geformte Hochzeitsbutter, dazu ein Laib Brot, damit es an beidem in der Ehe nicht mangeln werde. Den Pferden, die den Kammerwagen ziehen, sind in Mähne und Schweif Bänder und Blumensträußl eingeflochten, und an den vier Ecken des Kammerwagens stecken grüne Boschen mit flatternden Bändern.

Obenauf bei Spinnrad und Wiege, nicht selten Erbstücke aus einer Reihe von Generationen, thront, wie die Muttergottes im Gewölk, die Braut. Ihr zur Seite sitzt die Nahterin mit einem Säcklein Kleingeld und einem Korb voll Schmalznudeln zum Auswerfen an die Kinder während der Fahrt. Von dem mitgeführten Laib Brot wird die junge Frau mit ihrem Mann am ersten Tag nach der Hochzeit, dem ersten Tag ihres Ehestandes eine »Glückssuppe« essen.

Hinter dem Kammerwagen geht der Schreiner mit Handwerkszeug und Leimhaferl, um etwaige auf der Fahrt entstandene Schäden an Ort und Stelle auszubessern. Und hinter dem Wagen führt die Dirn die »Brautkuh« mit vergoldeten Hornspitzen, die in ihrer neuen Heimat abgenährt werden wird.

Ehe der Kammerwagen abfährt, geht die Nahterin mit einem Weichbrunnhaferl rund um den Wagen und besprengt ihn und das Sach mit Weihwaser. Auch die Zugpferde bekommen davon ihren Spritzer. Dann stellt sie das Weihwasserhaferl so unter den Wagen, daß die Ausfahrt der Braut geweiht ist und daß ein Rad über dasselbe gehen muß, denn »Scherben bringen Glück«. Wo der Kammerwagen auf seiner Fahrt

ein Dorf passiert, wird er samt der Braut angeschossen. Wird auch zur rechten Zeit von Kindern mit bekränzten, vorgehaltenen Stangen oder mit einer Wagenkette »vohebt«, aufgehalten. Die Braut muß in das Sackl mit Sperrgeld greifen und davon Lösegeld auswerfen.
Ist der Kammerwagen an seinem Bestimmungsort angelangt, dann wird er dreimal um den Hof gefahren. Daraufhin trug man in früherer Zeit die Braut über die Schwelle ihres künftigen Heimes, wo sie sich sofort in die Küche begab und Feuer auf dem Herd machte.
Beim Abladen des Kammerwagens ist Sorge zu tragen, daß die Wiege nicht in Bewegung kommt, damit es keine Frühgeburt gibt. Die Strohsäcke von einst durfte der Bräutigam nicht in die Hochzeitskammer hinauftragen helfen, damit er nicht unter den Pantoffel kam. Wer beim Auf- und Abladen des Kammerwagens mitgeholfen und wer den Kammerwagen angeschossen hat, wird zu Trunk und Imbiß ins Bräutigamshaus eingeladen.

Der Kindlkirta

Am Sonntag vor der Hochzeit kommen die Kinder des Dorfes zum »Kindlkirta«, zu festlicher Bewirtung, in das Braut- und Bräutigamshaus, was man in der Gegend um Frasdorf »die Nursch« heißt. Ursprünglich wurde den Kindern bei Hochzeiten Brot gereicht. Dazu bekamen sie in einem hölzernen »Nürscherl« Suppe, wovon sich die Bezeichnung »Nursch« herleiten soll.
Am letzten Tag vor der Hochzeit tat man dem, der aus dem elterlichen Haus in einen fremden Hof einheiratete, das Hofrecht oder »die Heimat abblasen«, was besonders eine Braut schmerzvoll empfand. Sie blieb während dieser Abschiedsmusik in ihrer Kammer und bedachte in Wehmut,

daß sie von nun an nicht mehr auf den elterlichen Hof gehöre.
Die darauffolgenden Abendstunden gehören wieder der Lustbarkeit. Burschen und Dirndl versammeln sich im Brauthaus zur »Nachthochzeit« mit Trinken und Schmausen und Tanzen, mit Lärmen und Poltern, um die bösen Geister zu verscheuchen. Dieser letzte Abend vor der Hochzeit heißt auch »d' Henn« und die Tanzerei der »Hennatanz«, zu dem die Freundinnen, die nicht auf die Hochzeit gehen, der Braut allerlei nützliche Geschenke bringen. »D' Henn« heißt der Abend deshalb, weil man einst der Braut in einem flachen, schön bemalten, mit einem Deckel verschlossenen Holzschaff eine lebendige schwarze Henne als dämonenabtreibende Opfergabe brachte, die am Hochzeitsmorgen, gleichzeitig Fruchtbarkeitssymbol, in der Morgensuppe verzehrt wurde. Bei der »Henn« darf der Bräutigam wohl anwesend sein, muß sich aber zeitig nach Hause begeben.

A guat ogschossne Hoazat

Ein donnernder Böller weckt die Brautleute, denn »a guat ogschossne Hoazat« bringt eine gute Ehe und viele Kinder, weil die Hexn nicht am Werk sein können, wo es lärmt und kracht.
Um die vierte Morgenstunde trat einst die Braut zum Haus hinaus, um vor den Fluren ihr Morgengebet zu beten und gleichzeitig von ihnen Abschied zu nehmen. Als letzte Mahlzeit im Elternhaus wird »dö gweicht Suppn« eingenommen, eine Suppe, mit geweihtem Salz gewürzt.
Vor der Abfahrt zur Trauung empfing einst die Braut unterm Haustürstock oder in der Kammer neben der Wohnstube auf den Knien den Segen der Eltern, falls diese nicht mehr am Leben waren, den der nächsten Verwandten. Die

anwesenden Familienglieder und Festgäste beteten währenddessen in der Wohnstube ein lautes Vaterunser für die aus dem Hause scheidende Braut. Die Mutter hatte ihrer Tochter ins Brautbett Brot eingenäht und auch auf den Hochzeitsweg ein paar Brotschnittln ihr in die Tasche gesteckt, denn Brot stiftet im vorhinein Versöhnung. In die Hochzeitsschuhe, an denen früher rote Maschen als Zeichen der bräutlichen Jungfräulichkeit prangten, hatte sie einst ein Blatt vom Rosmarin, vom Wermut und von der Raute gelegt, damit Gesundheit und Glück auf der künftigen Lebensbahn nicht ausgehen möchten und die Braut vor unheilvollen Mächten geschützt sei.
Auch im Bräutigamhaus hatte einst die Mutter ihrem Sohn von allem, was auf seiner Flur wuchs, und vom Kräuterweihbüschl etwas in ein kleines Sackl eingenäht und dieses ihm in die rechte Rocktasche gesteckt, damit es bei der Trauung mitgesegnet werde und dem jungen Ehemann der Segen der Feldfrüchte sein Leben lang nicht ausgehe.
In der blumengeschmückten Brautschäse, die der Wirt, bei dem das Hochzeitsmahl eingenommen wurde oder dessen Bräu stellte, wird die Braut vom Brautführer in das Wirtshaus abgeholt. Der Bräutigam, der dort schon früh morgens von den Musikanten »eingespielt« worden war, erwartet mit seiner Freundschaft die Braut. Braut und Bräutigam begrüßen sich mit einem Händedruck. Ehe sie ins Wirtshaus gehen, stellt sich ihnen manchenorts der Wirt mit gabeheischenden Händen entgegen, worauf der Bräutigam das Mahlgeld nach der Kopfzahl der Hochzeitsteilnehmer in voller Summe erlegt. Der Weg ist frei.

Der Brautführer hatte einen Säbel

Die Hochzeiterin steckt ihrem Hochzeiter das Hochzeitssträußl an den Hochzeitsrock und bindet ihm das Hochzeitskranzl um den linken Arm. Ein Armkranzl erhält auch ihr Brautführer und dazu ein seidenes Tüchl, das sie ihm an den linken Rockschoß heftet. Brautführer ist einer der nächsten Verwandten der Braut. Ein alter, von farbigen Bändern umflatterter Säbel war in früheren Zeiten sein Abzeichen. Seine Aufgabe ist es, die Braut in seine Obhut zu nehmen, sie an den Traualtar zu weisen, sie ins Gasthaus zurückzuführen. Gelang es, ihm den Säbel zu stehlen, dann kostete ihn das Zurückerhalten einen schönen Batzen Geld.
Am Wirtshauseingang wurden die ankommenden Hochzeitsgäste höchst persönlich in den Saal und an den ihnen bestimmten Platz geleitet. Der Hausknecht vom Wirt nimmt die Zügel der Hochzeitskutschen in Empfang und weist die verschiedenen Bräundln und Fuchsn und Rappen, die für diesen Tag seiner Obhut anvertraut sind, in ihren Stand. Ist ein größerer Teil der Hochzeitsgäste eingetroffen, wird das Brautpaar aus dem Nebenzimmer von der Musik in den Hochzeitssaal geleitet, wo es an der Saaltür die eintreffenden Hochzeitsgäste begrüßt. Jedem Festgast wird von der Nahterin der Hochzeitsbuschn angesteckt. Kein Hochzeitsgast ist ohne die bäuerliche Myrthe, den Rosmarinzweig, auf dem Hut, im Knopfloch und im Mieder. Unter ihnen ist auch manch einer, der zum Gang in die Hochzeit nach altem Brauch ein paar Rosmarinblätter zu Glück und Segen für das Brautpaar in seinen Schuh gelegt hat.

Einen glückseligen Tag . . .

Ist die Hochzeitsgesellschaft vollzählig beisammen, dann wird die Morgensuppe mit Bratwürsten aufgetragen. Hand in Hand schreitet das Brautpaar von Gast zu Gast, bittet, die Suppe einzunehmen und mit dem, was geboten wird, vorlieb zu nehmen. Nach der Suppe spricht der Hochzeitslader den »Suppendank«, den Dank für das Erscheinen der Gäste:
»Ich wünsch euch allen und jedem hochzeitlichen Ehrengast einen glückseligen Tag durch Gott, den Vater, den heiligen Geist, der Wegweiser, welcher uns weisen und lehren wird alle Wahrheit. Vorher geht aber der allerheiligste Lobspruch: Gelobt sei Jesus Christus.«
»In Ewigkeit, Amen«, erwidern die Anwesenden.
Der Hochzeitslader fährt fort: »Da der heutige Tag hat sich erzeugt, die Sonn am Firmament, so schön heranläuft, so ist angekommen der bestimmte Tag, die bestimmte Stunde, ja sogar die bestimmte Minute, da wir uns begeben müssen in das lobwürdige Pfarrgotteshaus, um alldort der feierlichen Einsegnung und dem Hochzeitsamte beizuwohnen und Zeuge zu sein, wie ein Jüngling und eine Jungfrau den Bund des Lebens schließen. Wir begleiten euch, christliche Brautleute, mit unseren Segenswünschen und unseren Gebeten. Es beten heute für euch eure lieben Eltern. Danket dem lieben Gott, daß er sie euch bis zum heutigen Tage gesund erhalten hat, damit sie euch für alles Gute, das sie für euch getan, für alle Opfer, die sie euch gebracht, für alle guten Lehren, mit denen sie euch großgezogen und zu ordentlich guten Menschen gemacht haben. Versprecht auch euren guten Eltern, sie in Zukunft in Ehren zu halten bis zum Grabe, ja über das Grab hinaus.«
Alles beginnt in Rührung zu zerfließen, und die Hände suchen im Bratlrockflügel oder unter der bauschenden Schürze in der Rocktasche nach dem erlösenden Schneuztuch.

»Danket euren lieben Tauf- und Firmgödleuten für alles Gute, das sie für euch getan, danket euren lieben Geschwistern, denn sie beten heute besonders für euer Glück. Danket auch euren Verwandten und Bekannten, Nachbarn und Nachbarinnen, allen, die heute hierher gekommen sind, euren hochzeitlichen Ehrentag verschönern zu helfen. Und nun bitte ich euch, alle Anwesenden, Gott die Ehre zu geben und für die verstorbenen Verwandten des Brautpaares ein Vaterunser zu beten. Ach, so manche Verwandte und Bekannte im Jenseits sind, sie sind geschieden von uns, als Gott bestimmte die Frist. Da ist aber verflossen schon mancher Tag, seit sie im Freithof liegen im kühlen Grab. (Nun wird jeder einzelne Verstorbene mit Namen genannt.) Und nun, christliches Brautpaar, ziehen wir hin zum Hause Gottes und holet euch dort euer Glück für Zeit und Ewigkeit.«
Mit feierlicher Geschäftigkeit ordnet jetzt der Hochzeitslader den Kirchenzug, mit wachsamen Augen jeden allenfalligen Verstoß gegen das bäuerliche Zeremoniell schon im Keim erstickend.

Trauung ohne Eltern

Den Zug eröffnet mit seinem Zeremonienstab der Hochzeitslader. Ihm folgt die Musik, dann der Bräutigam, mit dem Kranzljungherrn zur Linken und dem »Ehrvater«, dem Stellvertreter des leiblichen Vaters, zur Rechten. Dann kommt die Braut, der in früherer Zeit ein reich geschmücktes, weißes, brennendes Wachslicht vorangetragen wurde. Der Braut zur Linken geht die Kranzljungfrau, zur Rechten die »Ehrmutter«, meist die Tauf- oder Firmpatin. Die leiblichen Eltern bleiben von der Trauung fern, weil »sie sonst der Tochter ins Grab schauen müßten«. An manchen Orten geleitet der Pfarrherr, ein Hochzeitskranzl um den linken

Arm, mit seinen Ministranten die Braut in die Kirche, Brautrosenkranz, Meßbüchl und Wachsstock sind schon vorher von ihm geweiht worden.
Hinter der Braut geht die erste Kranzljungfrau mit dem Taufzeug für den künftigen Erben. Des weiteren wurden früher in einem schön bemalten und verzierten flachen Schaff Butter, Mehl, Wolle, Eier, Leinen für den »Ehrvater« und für die erste Kranzljungfrau im Kirchenzug mitgetragen. Die Jungfrauen, die dieses Schaff trugen, hießen die »Tragenden« und erhielten von der Brautmutter einen Kleiderstoff zum Geschenk. Hochzeitsgeschenke im Hochzeitszuge mitzutragen ist heute (1930) noch da und dort üblich. Es ist auch noch gar nicht lange her, da hielten Braut und Bräutigam auf dem Zug in die Kirche den »Brautapfel« in den Händen, einen Apfel mit einem Rosmarinzweig, Sinnbild der ewigen Jugend und der Fruchtbarkeit, gleichwie einst der Apfel der nordischen Göttin Iduna heilig war und die Kraft besaß, ewige Jugend zu verleihen. Die Stelle des Apfels konnte im gleichen Sinne eine Zitrone vertreten.

Die Braut muß weinen

Unter dem Krachen der Böller geht es im Takt der Musik zur Kirche, von den Zaungästen des Festes an der Kirchentür erwartet. Links und rechts vom Eingang in die Kirche stellen sich die Musikanten auf zum »Einiblasen«, und vom Kirchenchor herunter begrüßt jubelndes Orgelbrausen die Einziehenden. Für die Dauer der kirchlichen Zeremonien lenken Brautführer und Hochzeitslader die Schritte der Braut, führen sie zum Traualtar, zum Minnetrunk und geleiten sie wieder zurück in ihren Kirchenstuhl. Während der Trauung muß das Brautpaar ganz dicht beieinander stehen, damit sich nicht der Teufel dazwischendrängen und später die Ehe trennen kann. In das »Tränentüchlein«, ein ganz kleines Sacktüchlein, weint die Braut ihre Trauungstränen, und so, wie es bei der Trauung benutzt wurde, wird es aufgehoben, um einst beim Sterben den Todesschweiß aufzunehmen. Und weinen muß die Braut während der Trauung, damit es eine tränenlose Ehe gibt.

In den Brautkranz soll es regnen

Stellt die Braut während der Trauung ihren Fuß auf den des Bräutigams, dann wird sie auch in der Ehe die Herrschaft über ihn haben. Hat sich vielleicht das Brautpaar auf dem Weg zur Kirche angesehen, dann werden ihre Kinder einen schiefen Hals bekommen. Soll die Ehe glücklich werden, dann soll es mindestens einige Tropfen in den Brautkranz regnen. Ist der Hochzeitstag überhaupt ein Regentag, dann darf das Hochzeitspaar auf einen reichen Kindersegen hoffen. Flackert während der Trauung die Kerze rechts vom Tabernakel, dann wird der Ehemann zuerst sterben. Brennen während der Trauung die Altarlichter leise, dann wird das Ehepaar miteinander hausen. Erlischt das »ewige Licht«, dann wird in der nächsten Zeit jemand aus der Hochzeitsgesellschaft sterben. Steht während der Trauung zufällig im Friedhof ein Grab offen, wird bald eines der Getrauten sterben.

Nach der Trauung kehrt das Hochzeitspaar in seinen Kirchenstuhl zurück. Zu dem nun folgenden Hochzeitsamt, das wir auf dem Kirchenchor mit dem ganzen Aufgebot unserer Stimmen sangen, weil es dann in der neuen Ehe lauter Buben mit blauen Augen geben sollte, zündet der Hochzeitslader der Braut und den beiden »Ehreltern« den Wachsstock an zum Gedenken der verstorbenen Verwandtschaft.

Der Johannissegen

Nach dem Gottesdienst wird der »Johannissegen« gereicht, der ehemalige Minnetrunk zu Ehren des Gottes der Fruchtbarkeit. Links vom Kranzljungherrn, rechts vom »Ehrvater« geleitet, geht der Bräutigam zum Opfern um den Altar. An den Stufen des Altares erwartet ihn auf der rechten Kapitelseite mit einem Kelch »Johanniswein« der Pfarrherr. Dreimal trinkt der Bräutigam »die Liebe des heiligen Johannes«, die nachfolgenden männlichen Hochzeitsgäste nippen einmal. Dieselbe Zeremonie wiederholt sich bei der Braut und den weiblichen Hochzeitsgästen, indes wir auf dem Kirchenchor unter dem Dröhnen der Posaune das »Weinlied« sangen:

Es schlossen, Herr,
mit Herz und Mund
die neuen Gatten ihren Bund,
und sie bestätigten die Pflicht
allhier, vor deinem Angesicht.

Mit Gnaden schau auf sie herab,
daß sie zusammen bis ins Grab
verträglich, freundlich,
gleichgesinnt,
vor allem gottesfürchtig sind.

Laß sie sich lieben inniglich,
vor allem aber, Vater, dich,
laß sie in ihrem Stande rein
und allzeit fromm und fröhlich sein.

Auf dem Hochzeitshof hat man indessen für das junge Paar den »Trauungs- oder Ehebaum«, den Ahnenbaum, mit dem das Schicksal der Nachkommen verbunden sein wird, meist eine Eiche, an das Hoftor gepflanzt, wie solches beispielsweise in Palling bei Traunstein geschah. Oder aber, der »Ehebaum« wird vom Ehepaar selbst im ersten Jahr gepflanzt.

Der Siemanndl, ein Weiberknecht

Nach Beendigung der kirchlichen Feier wird manchenorts die junge Frau vom Pfarrherrn und den Ministranten zur Kirchentür geleitet. Setzt sie dann beim Austritt aus der Kirche ihren Fuß nur eine kleine Spanne vor den ihres Eheherrn, dann wird sie in der Ehe die Hosen anhaben und er wird der »Siemanndl«, ein Weiberknecht.
Seinen ersten Gang lenkt das junge Paar zur festlich geschmückten Familiengrabstätte, um dort die junge Frau den verstorbenen Verwandten vorzustellen und sie der Ahnenkette als neues Glied anzureihen. Die Grabstatt wird reichlich mit Weichbrunn genetzt und dann ein stilles Vaterunser gebetet, zu dem die Musik ein Gedenken spielt. Damit hat der Ernst der Kirchenfeier sein Ende gefunden. Das weltliche Fest hebt an.

Das Schlüssellaufen

Eingeleitet wird es durch das »Buamalafa« oder »Schlüssllafa«, dem allen germanischen Stämmen eigen gewesenen symbolischen »Braut- oder Schlüssellauf« um den Schlüssel zur Brautkammer. Laufstatt ist ein Stück Straße bis zum Wirtshaus. Als Anfangsmal haben die Burschen ein Schab Stroh aufgelegt, ein zweites am Ende der Bahn, am Wirtshaus, wo der »Steckabua« als Laufziel eine hohe Stange mit einem Hut darauf hält. Dann verkündet der Hochzeitslader:
»So, meine Leut, merkts a kloans bissl auf! Der Jungherr

Hochzeiter und die Jungfrau Hochzeiterin lassn enk eiladn auf ein ehrliches Ringl-Wettlaufen:

Buam, iatzt wolln ma lafa,
wer koa Schneid hat,
der soll eam oane kafa,
der erst, der kriagt s'Mahl frei,
der zwoat kriegt a Flaschn Wei,
der dritt kriagt an seidas Bandl,
warum hat er so kurze Handl,
der Letzt kriagt Karpfn und Forelln,
bloß, fanga muaß er si dö selm.
Wenns zum Lafa ogeht,
san acht oder neun,
aber lauter Hochzeitsgäst
müaßns sein,
is oana krumm oder grad,
wann er nur a Hosn ohat,
von mir aus a stockblind,
wann er nur wieder
ins Wirtshaus nei find't.
Und iatzt gebt's acht!
daß der erste net
auf den letztn wart!«

Nun schart der Hochzeitslader die Kranzljungherrn um sich und reicht ihnen zur Stärkung einen Trunk Wein. Die Burschen ziehen die Schuhe aus, legen die Joppen ab, damit sie unbehindert laufen können, und stellen sich in zwei Reihen auf. Der Hochzeitslader kommandiert:

Richt's enk o,
schickt's enk o,
laft's davo!
Hui!

und die Läufer sausen wie der Wind ab. Mit einem Juchezer umfaßt der Sieger die Stange und tut noch einen Sprung übers Ziel hinaus. Wer als Letzter nachgedreckelt kommt, heißt »d'Sau«. Dem Sieger überreicht die Braut ihren Hochzeitsbuschn und ein rotseidenes Tüchl, das er sich beglückt um seinen Hutrand legt, denn er ist für die Dauer der Hochzeit abgabefrei und darf sich aus dem Blumenstrauß der Kranzljungfrauen die Schönste als Gesellin für den ganzen Tag aussuchen.

Nach dem Brautlauf ordnet der Hochzeitslader wieder seinen Zug. Unter den Klängen eines flotten Marsches, dem Bellen der Böller und manchem himmelstürmenden Juchezer marschiert man ins Wirtshaus zum »Liebesmahl«.

Dö brennat Köchin

Im Wirtshaus angelangt, wirft der Hochzeiter aus einem Sackl Kleingeld unter die Schulkinder. Am Wirtshauseingang erwartet ihn mit verbundener Hand »dö brennat Köchin«, klagt ihm, daß sie sich beim Kochen die Hand verbrannt habe und daß ihr dafür ein »Schmerzens- oder Lösegeld« zustehe. Oder die Kuchlin erscheint mit einer Schüssel voll Kraut und spricht: »Braut, probier 's Kraut!«

Im Hochzeitssaal ordnet der Hochzeitslader das »Ansitzen« am Ehren- oder Brauttisch sowie an den übrigen Tischen. Ehe noch das Mahl beginnt, dreht sich schon die ganze Hochzeitsgesellschaft im »Hungertanz«, der zunächst vom Brautpaar allein getanzt wird, und einem Landler, der die Leute richtig ausbeuteln muß, damit sie mit einem handfesten Hunger zum Mahl antreten. Nach dem Hungertanz begibt sich einer der Musikanten mit dem Sammelteller an den Hochzeitstisch, um nach Erhalt einer Spende mit seinem Sammelteller die übrigen Tische abzugrasen.

Währenddessen fordert der Hochzeitslader die Braut zum »Suppensalzen« auf:

Zuerst gehst nei in dö Kuchl,
verkost' die Speisn,
obs san süaß oder sauer,
sowohl für'n Herrn,
als wie für'n Bauer,
betracht auch Liacht und Feua
und fragst, was is guat und teua.
Na gehst frischweg nauf
in dö Hochzeitsstubn,
sitzt di am vorderstn Tisch,
werd aufbracht Fleisch und Fisch.
Tuast am allererstn 's Ess'n anfanga,
nacha wern dö andern
a scho nachi glanga.

In der Küche reicht die Köchin der jungen Frau einen Teller mit Salz und ein Glas Wein. Nachdem die junge Frau die Suppe gesalzen hat, steckt sie der Köchin ein Trinkgeld in das Salz und leert das Glas Wein, worauf der Hochzeitslader eine Weinflasche öffnet und die übrigen Speisen mit einem Tropfen Wein würzt.

Die Brotgemeinschaft beginnt

An die Hochzeitstafel zurückgekehrt, legte man früher der Braut den »Brautgürtel« um die Hüften, eine silberne Kette mit einen Köcher und einem Besteck darin. Nach dem Mahl ging der Brautgürtel wieder in die Hände des Eigentümers, des Wirtes, zurück. Vor Beginn des Mahles wurde dem Hochzeitslader ein Laib Brot überreicht und etwas Salz.

Vom Brot schneidet der Ehemann ein Stück ab, bestreut es mit Salz, und Mann und Frau essen davon. Die Brotgemeinschaft hat begonnen. Das erste Brotscherzl vom Hochzeitsmahl wird die junge Frau mit nach Hause nehmen. Setzt zuerst die »Männerseite«, die Oberseite des Brotes, Schimmel an, dann wird es zuerst einen Buben geben.
Ein Hauptaugenmerk richtet das Hochzeitspaar darauf, daß das Tafelgeschirr ganz ist, weil sonst die Ehe bald in Scherben gehen würde.
Nach der Suppe geht der Hochzeitslader mit dem Sieger vom Schlüssellauf von Tisch zu Tisch und sammelt die Spende für die Läufer ein, die diese untereinander teilen, worauf der Hochzeitslader den »Läuferdank« spricht:
»Gott, der Allmächtige, segne euer Trinken und Essen, ös werd's dös krumpe Schlüssellafa a net vogessn. Draußt, auf der Straßn san's g'lafa und g'sprunga, der erst hat eam an Fuaß angsprunga, dem zwoatn is s'Bluat üba d'Achsl obagrunna, der dritt hat eam a Rippn vom Leib aussa gschreckt, und der Nazi ist ganz und gar daschtickt. Iatz müaß ma geh zum Moasta Bader, der Bader is gar teua, drum tatn mir bittn um a weng a Steua. Gebts uns ja koan Taler und koan Haller, auf koan Taler kon ma net so vui außagebn und auf koan Haller so wenig net. Gebts uns nur recht vui fünf und sechs Mark und recht vui Salzburger Batzn, dö tean ma na vom Tisch aufn Teller zsam kratzn. Schön Dank, schön Dank vom Tisch auf die Bank, wann der Daschntag aufn Aschermigga fallt, votoa ma dös Geld. Wenn tuat dös no net glücka, tua i mein Schneiderlohn a no dro stücka. Pfüat enk God, i und mei Gschpo, dös Geldl ham ma scho.«
Je nach Größe der Hochzeit besteht das Mahl aus mehr oder minder vielerlei »Richten«, Gängen. Wie man anno dazumal auf einer großen Hochzeit speiste, das erzählt uns der »Kuchlbrief« von der Hochzeit des Gastwirtes Estermann, die im Jahr 1841 in Prien stattgefunden hatte:

Priener Kuchlbrief anno 1841

Braune Suppe mit dreierlei Knöderl,
Bratwürsten und gesottenen Hennen.
Zungen, Entenjung mit Pastetteln.
Spanferkel mit Senf.
Rind- und Schweinefleisch, Blaukraut
mit gebackenem Lammfleisch,
Sauerkraut mit kleinen Krapfeln,
Kren in Essig und Öl, Sulze aufgeschnitten.
Rehwildbrät mit Butterbögen.
Indian mit Weinsulze
Schwarzwildprät mit Punschschnitten.
Gewürzpudding
Gebackene Hühner mit gedünsteten Äpfeln
Hasen mit Windnudeln
Hollipen Schodo
Gebratene Enten und Selleriesalat
Blau abgesottene Forellen
Kapaunen mit Brünellen und Endiviensalat
Krebsen, Schinken
Torten, Obst und Konfekt

Vom Schweinsbraten wird der Hochzeiterin durch die Köchin unter Musikbegleitung das schön gezierte Sauschwanzl überreicht. Daß auch der Armen nicht vergessen sei, durften sie »urschn« oder »in die Ursch gehn«, das heißt sie bekamen im Hochzeitswirtshaus die »Ursch«, eine Mahlzeit, für die sie als Dank einige Vaterunser für die Brautleute beteten. Während des Mahles spielt die Musik »über Tisch«, das heißt vom Ehrentisch angefangen, über sämtliche Tische hin. Jeder Hochzeitsgast spendet dafür in den Sammelteller.
Auf dem Samerberg wird während des Hochzeitsmahles von den Dorfburschen der »Mahlbaum« vor dem Haus des

Hochzeitspaares gesetzt, eine hochragende, bis zum Wipfel entastete Fichte, in deren Rinde ornamentale Verzierungen und der Segenswunsch »Es lebe das Brautpaar« eingeschnitten ist.
Wie bei altrömischen Hochzeitsfesten das Hochzeitspaar mit Nüssen, den Früchten des Zeus, unter deren segnender Kraft Empfängis und Geburt standen, beschenkt wurde, so spendiert an manchen Orten der Hochzeiter den weiblichen Mahlteilnehmerinnen eine Portion Nussn, und der Kranzljungherr gibt dem Dirndl, um dessen Liebe er wirbt, heimlich gemahlenen Brennesselsamen oder Thymian in den Wein.

Er sei dein Herr

Ist das Mahl in vollem Gang, schleicht sich der Brautführer hinter den Stuhl der Braut, löst ihr einen Schuh vom Fuß und legt ihr einen anderen Schuh an, in den der Ehemann vorher hineingetreten war zum Zeichen, daß nunmehr er der Herr ist. Es ist die Fortsetzung altdeutscher Eherechtssymbolik, gemäß der der Gatte als Gebieter galt, sobald die Gattin in die ihr vom Gatten gereichten Schuhe trat.
Bald darauf wird die Braut gestohlen, eine dunkle Erinnerung an jene rauhen Zeiten, in denen der Brautraub zwischen einzelnen Volksstämmen blutige Wahrheit war. Zwei bis drei Kranzljungherren scharwenzen so lange um die Braut herum, bis sie sie in einem unbeobachteten Augenblick entführen können, natürlich ins nächste Wirtshaus oder in ein zu diesem Zwecke bereit gestelltes Zimmer, wo so lange geschmaust und gezecht wird, bis der mit einer brennenden Kerze ausgerüstete Hochzeitslader samt dem Hochzeiter die Ausgerissene gefunden hat und der Ehemann

sie nach Bezahlung der entstandenen Zeche in den Hochzeitssaal zurückführt.
Auch die Kranzljungherren verschwinden zwischenzeitlich einmal mit ihrer Kranzljungfrau in ein anderes Wirtshaus zum Wein und verehren ihr dort ein seidenes Flortüchl mit einem darein gewickelten Wachsstock. Die einzelnen Kranzlpaare sind natürlich bei der Ladung zur Hochzeit nicht aufs Geratewohl zusammengegeben worden. Man hat bedacht, daß dieser Bursch und jenes Dirndl sich zum mindesten gut leiden können, wenn nicht gar die Hochzeit, der sie anwohnen werden, der Anfang zu ihrer eigenen sein wird. Und weil er die günstige Gelegenheit gleich beim Schopf packt, hat er sich in weiser Voraussicht zum Hochzeitgehen einen Apfel eingeschoben und reicht ihn seiner Partnerin.
Nimmt ihn das Dirndl, juchhu, dann ist die Werbung in die Wege geleitet. Aber auch die Kranzljungfrau kann ihrerseits die Initiative ergreifen. Ganz harmlos bittet sie ihren Partner, ihr ein Stück Brot abzuschneiden. Hat er es getan, dann ist er auch verpflichtet, ihr um einen Hochzeiter zu schauen, den er meist der Einfachheit halber gleich selber macht.

's Bschoad

In früherer Zeit wurde beim Hochzeitsmahl auch rohes Fleisch gereicht. Dieses, und was sonst noch vom reichlichen Mahl nicht aufgezehrt werden konnte, legte man als sogenanntes »Bschoad« in ein zu diesem Zwecke mitgebrachtes, sauber gewaschenes Sacktüchl oder in ein Salvettl, eine Serviette, zum Mitnachhausenehmen, damit die Daheimgebliebenen von all den hochzeitlichen Leckerbissen einen Geschmack bekamen. Diesen »Bschoad« (von Bescheid tun)

kannte man bereits beim altrömischen Hochzeitsmahl, von dem jeder Gast eine Speise vom Nachtisch und ein kleines Geschenk nach Hause trug.
Neigt sich das Hochzeitsmahl dem Ende zu, dann verschwinden die Kranzljungfrauen, um bald drauf mit einem Geschenk für ihren Kranzljungherrn zurückzukehren, mit einem seidenen Tüchl, das sich der Beschenkte um den Hutkopf legt, sowie mit einem Mundgeschirr, beispielsweise mit einem mit Zigarren gefüllten Halbekrügl.
Um die sechste oder siebente Abendstunde ist das Mahl beendet, und der Hochzeitslader spricht den Dankspruch.

Der Hochzeitslader dankt

»Da ich heutzutag noch Dinge habe von diesem wichtigen Stande hervorzubringen, bitte um ein Stillschweigen und eine tiefe Aufmerksamkeit.
Ein schöner und herrlicher Tag war es heute, ein Hochzeitstag. Alles freut sich Gott dem Herrn, daß der Himmel ein so gutes Brautpaar zusammengeführt hat. Im Triumph begleiteten wir dieses edle Paar zur Kirche, wohnten dieser feierlichen Einsegnung bei. Ein herrlicher Anblick war es für uns, alle zwei Brautleute vor dem Altar zu sehen, die ganz für einander geschaffen zu sein scheinen. Wir hörten, wie sie das dreimalige Ja-Wort gaben, wir sahen alldort, wie sie die Vermählungsringe wechselten, wir sahen, wie der Priester die geweihte Stola um ihre Hände wickelte und segnend über sie sprach. Ja, wahrhaftig sprachen wir alle und sprechen es noch, daß diese Ehe, welche ihr vor der christlichen Gemeinde versprochen habt, Gott bestätige, Gnade, Freude, Liebe und Segen Gottes sei mit euch. Lasset euch und die eurigen tugendhaft vor Gott wandeln. Gott erfülle euer

Haus in Überfluß. Sollte aber Gott noch manchmal eine trübe Wolke über euch kommen lassen, so teilt Leiden, so teilt Freuden, so werden euch die Leiden leichter und die Freuden süßer werden. Das tu ich als demütigster Diener euch schönstens empfehlen. Es soll leben dieses hochgeehrte Brautpaar fifat hoch hoch hoch.

Es bedankt sich nun dieses gegenwärtige Brautpaar bei ihren herzallerliebsten Eltern, welche uns heute die Ehre haben geben als »Ehrvater« und »Ehrmutter«. Es bedankt sich auch dieses gegenwärtige Brautpaar bei ihren Tauf- und Firmpatenleuten, fifat hoch.

Es bedankt sich dieses gegenwärtige Brautpaar gegen dem Hochzeiter seinem herzallerliebsten Bruder, welcher uns heute die Ehre hat geben als Kranzljungherr, fifat hoch.

Es bedankt sich das gegenwärtige Brautpaar bei seiner herzallerliebsten Schwester, welche uns heute die Ehre hat geben als Kranzljungfrau, fifat hoch.

Weiter bedankt sich dieses gegenwärtige Brautpaar bei ihren herzallerliebsten Freunden, Nachbarn und Nachbarinnen und all denjenigen, welche den heutigen Tag verschönern halfen. Alle sollen leben zu einer guten Gesundheit, fifat hoch hoch hoch.

Jetzt laßt der Herr Wirt noch forschen und fragen, ob noch das eine oder das andere vorhanden wäre, das im Essen oder im Trinken einen Mangel hat gelitten, sagt der Herr Wirt, ihm wäre es nicht lieb, wenn vielleicht das eine oder das andere durstig und hungrig nach Hause ginge. Der Herr Wirt sagt, er hat noch Speisen in der Küche, Wein im Keller, ein Faß Bier bei der Mauer, wenn wir's heut aussaufen, wird's auf morgen gewiß nicht mehr sauer. Der Herr Wirt und Frau Wirtin sollen leben zu einer guten Gesundheit, fifat hoch.

Und jetzt ihr lieben Hochzeitsgäst, jetzt sag ich's euch no z'letzt. Jetzt kimmt die Zeit zum »Weisen«, na könnt ihr eure Liebe beweisen. Ja, die Gab groß und klein, sie werden euch recht dankbar sein. Nun rasch in die Taschen gegriffen, Musikanten lustig gepfiffen.«

Im Gänsemarsch rücken nun die Hochzeitsgäste an zum »Schenken«, zur Bezahlung des Mahlgeldes und zum »Weisen« oder »Ehren«, zur Überreichung eines Hochzeitsgeschenkes, meist in Form von Haushaltsgegenständen und Zimmerschmuck wie Heiligenfiguren, Bildtafeln und dergleichen. Manches Geschenk ist mit brennenden Wachslichtern besteckt. Jeder Gast legt in den Teller, der vor der Braut steht, das in Papier gewickelte und mit dem Namen des Spenders versehene Mahlgeld. Den Zug der Schenkenden oder Weisenden führt, manchmal unter Vorantritt der Musik, der Hochzeitslader mit einer brennenden Kerze im hochgehobenen Leuchter an. Gelingt es ihm trotz der Bemühungen der Zugsteilnehmer, die Kerze auszulöschen, den Ehrentisch mit brennendem Licht zu erreichen, so ist dies für ihn eine große Ehre, und es ist nun ganz gewiß, daß beim Brautpaar die Liebe nie erlöschen wird. Die um den Hochzeitstisch gruppierte Musik spielt nach jedem Aufruf des Schenkenden durch den Hochzeitslader einen Tusch. Das Hochzeitspaar dankt dem Schenker mit einem Händedruck, die Braut reicht jedem Ehrer auf einem Teller mit so vielen Brotbröckl, als Gäste geladen sind, einen Bissen Brot, der Bräutigam bietet das Glas zum »Ehrtrunk«, dann reicht man sich gegenseitig die Hand, und der Hochzeitslader spricht dazu jedem einzelnen den Dank aus:

»Den ersten Dank unserm Herrgott und dem Herrn Pfarrer.
Den zweiten Dank unserm Vata.

Aber, dem Hochzeiter sei Vata
liegt unterm Rasn,
jetzt müssen die Musikanten
a miserere blasn,

zu dem alle ein Vaterunser beten.
»Den dritten Dank der Frau Muatta. A solchane Muatta muaß ma ehrn, drum, Musikantn, laßt's euch hörn.« Tusch.
»Den vierten Dank den Firmgödleuten, welche zugegen waren, ihnen den Tag der Kindheit, sowie heute bei der Hochzeit, so vergeht und verändert sich die Zeit. Solchene Firmgödleut muß man ehrn, drum Musikanten . . .«
Manche Ehrer überreichen ihr Geschenk unter Sprechen oder Absingen eines Schnaderhüpfls:

Brautleut, habts gheirat,
der Vata hat übergebn.
Tuat's 'n net hart haltn,
na is's a schöns Lebn.

Ja, wenn sie zwoa gern ham,
ganz nach mein Sinn,
brauchans nix, als a Kammer
und a Bettstattl drinn.

Iatzt geh i halt vüra
am vödern Brauttisch,
wo dö schö Braut
und der Bräutigam is.

I wünsch enk für Haus und Stall
halt recht vui Glück
und a Stubn voll kloana Kinder,
daß 's Hausn dagibt.

Hochzeiter, hast gheirat,
iatzt hast es halt schö,
brauchst nimma in dö Holzschuach
ins Kammafensta geh.

Mei liaba Hochzeita,
iatzt werst halt schwitzn,
muaßt bei der Nacht aufsteh
zum Duzl spitzn.

Der Hochzeiterin ehr i was,
ghört net zum Essn,
Christus, den Herrn,
den sollts net vogessn.

Lusti in der Nout
hat Gott allawei gfalln,
an lustinga Buam
kon der Deifi net holn.

Bals 's Kranzl herunt ist,
ko ma's nimma nauf toa,
i laß mir's net ro toa,
bleib liaba alloa.

Jetzt wer i oans singa
an Brautführer z'Ehrn,
wann er a Jungherr no is,
laßt er an Jucheza hörn.

Musikantn, machts auf
an Rundumadum,
der ghört meina Muatta
dahoam in da Stubn.

Gelt's Gott für d'Suppn,
gelt's Gott fürs Bier,
gelt's Gott, daß d'Brautmuatta
tanzt hat mit mir.

Litanei der Ehrentänze

Auf das »Schenken« und »Weisen« folgen in streng eingehaltener Reihenfolge die Stunden hindurch währenden Ehrentänze, wozu jedes einzelne Tanzpaar vom Hochzeitslader aufgerufen wird:
»Es haben die Ehre aufzutreten das ehr- und tugendsame Brautpaar, denen zu Ehren laßt eure Instrumente no amal hören.«
Ehe das Brautpaar zu seinem Ehrentanz, den es ganz für sich allein tanzt, angetreten, hat der Hochzeitslader einen »Glückspfennig«, einen auf Hochglanz geputzten Pfennig – früher war es freilich ein echtes Goldstück – der Braut heimlich in den Schuh gesteckt. Plötzlich verstummt während des Brauttanzes die Musik. Kommt der Hochzeitslader gelaufen:
»Ja, was is denn los? Warum spuits denn net weiter?«
Darauf ein Musikant:
»Ja, mir ham gsegn, daß dö Braut hinka tuat, und da ham mir gmoant, daß ihr dös Tanzn schadn tuat, drum ham ma aufghört.«
Da schaut der Hochzeitslader nach, warum die Braut hinkt, findet im Schuh den »Glückspfennig« und weist ihn triumphierend vor:
»Ja, da schaug her, dö Braut hat goldene Hennaaugn!« Und die Musikanten bekommen für ihr rücksichtsvolles Verhalten ein Trinkgeld.
»Nun haben die Ehre aufzutreten die Tauf- und Firmgödleut, die haben dran die größte Freud, denen zu Ehren laßt . . .
Jetzt kommt dro dö Gschwistaliab, dö soll werden niemals trüab. Drum, Musikanten . . .
Na kimt dro dös Kranzlpaar, 's nächst Jahr werds aa a Hochzatspaar, drum, Musikanten . . .

Es haben die Ehre aufzutreten die Ehrväter und die Ehrmütter, drum, Musikanten ...
Jetzt hat die Ehre zum Ehrentanz anzutreten, die tugendsame Jungfrau ...

Kranztanz und Kerzenlicht

Dann tanzt die Braut mit den Hochzeitsgästen, und es tanzt der Bräutigam mit ihnen. Es tanzen sämtliche Kranzljungherrn miteinander und sämtliche Kranzljungfrauen. Bei diesem »Kranztanz«, den die Kranzljungfrauen miteinander tanzen, leuchtet der allein mittanzende Brautführer mit einer Kerze, um festzustellen, ob die Kranzljungfrauen wirklich noch jungfräulich seien. Diese schlagen mit den Taschentüchern nach ihm, um seine Kerze zu löschen. Gelingt dieses nicht, dann ist erwiesen, daß es mit der Jungfräulichkeit zu Ende ist.
Es tanzen nun die Männer mit ihren Frauen, und ihren eigenen Tanz haben die Kranzbinder und die Schlüsselläufer, und schließlich tut noch der Hochzeitslader oder der Brautführer mit gekreuzten Armen in gravitätischer Geziertheit mit den altehrwürdigen Müttern ein Tanzl in Ehren.
Mit dem »Abdanken« und den Ehrentänzen ist die offizielle Hochzeitsfeier zu Ende. Jeder geladene Gast wird von der Musik einzeln »aussiblasn«. Der Wirtshausl hat die ihm anvertrauten Fuchsen und Bräundln und Rappn gesund und wohlbehalten vor die einzelnen Hochzeitsschäsn gespannt, legt ihren Herrn die Zügel in die Hand, ein Zungenschnalzen und hui, stiebt es mit eilig klappernden Hufen hinaus in die Nacht.
Die restlichen Stunden des hochzeitlichen Tages gehören den »Draufgehern«, den Knechten und Mägden der umlie-

genden Höfe, wie überhaupt jedem, der tanzen will. Auch sie alle erscheinen mit einem Rosmarinzweig an der Brust. Aus dem Hochzeitssaal ist ein Tanzsaal, aus der Hochzeitsmusik eine »Freismusi« geworden. Unter dem Zuruf »Aufgspuit! Musikantn, an Extrign für mi!« fliegen die silbernen Markstückln den Trompeten und Hörnern in den blechernen Hals, wie im Schlaraffenland die gebratenen Tauben in den geöffneten Mund.
Und während sich droben im Tanzsaal ländliche Kraft und ländliche Lustbarkeit ausjubeln und austoben, tanzt drunten, im Hausflötz das junge Ehepaar mit dem Wirt und der Frau Wirtin den »Flötztanz«. Dann geht es unter Mondenglanz oder Sterngeflimmer der neuen Heimat und einem neuen Leben zu.

Die ersten drei Nächte

Nach strengem, altem Brauch gehörten die ersten drei Nächte als sogenannte »Frauennächte« zu Glück und Segen für den begonnenen Ehestand in christlicher Enthaltsamkeit Unserer Lieben Frau. Das Brautpaar schlief in fremden Häusern bei Verwandten oder Freunden oder in einem Wallfahrtsort. Man nannte dies den »Schlafkirta« oder »die goldenen Nächt«.
Beim Eintritt in ihre nunmehrige Heimat empfängt die Neuvermählten auf dem Stubentisch Salz und Brot, das Salz, damit das Paar gesund bleibe, das Brot, die erste »Bach« aus dem neuen Hausstand, damit die Eheleute nicht »muatn tean«, das heißt nicht streiten und nicht bocken. Manches Mal erwartet die Mutter die Heimkehrenden mit einem Laib Brot. Der junge Bauer reicht ihn seiner Bäuerin, die in ihrer Eigenschaft als nunmehrige Hausmutter das Brot bekreuzt und anschneidet. Wo die junge Frau auf einen großen Hof

geheiratet hat, ist es zuweilen üblich, daß sie bei der Heimkehr die Haustür von den Ehhalten verschlossen vorfindet. Innerhalb der Haustür ruft die Oberdirn:
»Du derfst net rei. Was g'hoaßt' uns?«
Darauf die Bäuerin: »Du kriagst a seidane Blusn, Du kriagst a seidanes Fürta« und so weiter.
Nun wird die Tür aufgetan. Gut ist es, wenn die junge Frau das Haus rücklings über einen auf die Türschwelle gelegten Reisigbesen betritt, damit die Hexen und Druden nicht nachkommen können. Und der Hochzeiter muß mit dem rechten Fuß zuerst über die Türschwelle seines Hauses gehen, sonst geht das Unglück nach.

A fröhliches Bett

Sind die Burschen dem jungen Ehepaar besonders gut gesinnt und wußten sie, daß sie bei dieser Hochzeit als Kranzljungherrn fungieren würden, dann haben sie gelegentlich eines Bittgangs an einen Wallfahrtsort einen Feuerstein mitgetragen. Diesen durch die Wallfahrt gesegneten Feuerstein haben sie für die Brautnacht der jungen Frau heimlich unter ihr Unterbett gelegt, damit sie »feurig« werde und in der Ehe möglichst viele Kinder empfangen würde. Wer während des Hochzeitstages das Haus gehütet hat, der darf der Hochzeiterin die Hochzeitsschuhe ausziehen. Steigt in der Brautnacht der Mann zuerst ins Bett, dann bekommen die Hennen lauter Gockln. Und jetzt:

's Gebet hat ma glittn,
's Kreuz ham ma gmacht,
iatzt wünsch ma dö Brautleut
a ruahsame Nacht.

A ruahsame Nacht
und a fröhliches Bett,
dös wünsch ma dö Brautleut,
ob's schlafts oder net.

Der goldene Tag

Am Tag nach der Hochzeit, dem »goldenen Tag«, ist in der Pfarrkirche das »goldene Tagamt«, an dem das junge Paar und die nächsten Verwandten teilnehmen. Dann geht es in das Hochzeitsgasthaus, wo mit dem Wirt und dem Musikmeister abgerechnet wird.
Wie die Hochzeitsgäste meist ihren Rosmarinzweig in einen Blumenscherben oder im Hausgartl einsetzen, so pflanzt auch die junge Frau ihre bräutliche Myrthe ein, damit sie später als Hausmutter von ihrem Rosmarinstock den Bedarf an festlichen Zweigen decken kann. War der Rosmarinzweig angegrünt und gewachsen, dann ist auch die Ehe glücklich geworden. Den Brautstrauß bekommt die Mutter der Sieben Schmerzen auf dem Kapellenaltar.
Den ersten Sonntag nach der Hochzeit besucht das junge Paar die Brauteltern und nimmt dort mit den näheren Teilnehmern an der Hochzeit die »Glückssuppe« ein. Hernach wird getanzt.
Haben die Neuvermählten das Glück, die »goldene«, oder gar die »diamantene« Hochzeit zu erleben, dann findet am Tag vor der Jubelhochzeit die »Offenbarung« statt. Auf dem Kanapee in der Wohnstube sitzt das »goldene Paar«, umringt von Kindern und Kindeskindern. Beim Gebetläuten betet der Hochzeitslader den »Engel des Herrn« vor. Hierauf wird gemeinsam ein Vaterunser für die »armen Seelen« gebetet und ein Vaterunser für alle jene, die aus der Verwandtschaft gestorben sind. Am anderen Tag findet nach

dem Hochzeitsamt das »Streulaufen« oder »Altmannerrennen« statt. An einem solchen »Schtralafat« beteiligten sich vor einigen Jahren in Piding bei Reichenhall unter anderem drei Männer von über 70 Jahren. Sieger in diesem Wettlauf wurde ein 83jähriger Zimmermann.

Als Annette Thoma Ehrmutter war

Es ist ein alter Brauch, daß bei einer Bauernhochzeit Mahlgeld gezahlt wird. Das heißt, fast jeder, der vom Brautpaar zur Hochzeit geladen ist, zahlt sich das Essen selbst. Das ist eine sehr sinnvolle Tradition, denn junge Leute, die einen Hausstand gründen, haben genügend finanzielle Belastungen. Das Mahlgeld, das um 1975 zu zahlen ist, liegt, wie die Wirtin von Söllhuben berichtet, bei 23 Mark. Das schließt ab Mittag die ganzen Tagesmahlzeiten ein. Kommt eine Morgensuppe hinzu, ist es entsprechend teurer. Früher waren im Mahlgeld zwei Bierzeichen eingeschlossen. Heute zahlt jeder seine Getränke selbst.

Mahlgeldfrei waren früher der Ehrvater und die Ehrmutter, der Hochzeitslader, der Brautfahrer und die Näherin, heute sind es meist auch die Eltern und Geschwister sowie die »Gonkinder« (Firmpaten, Taufpaten). In einer handschriftlichen Hinterlassenschaft hat Annette Thoma überliefert, in welcher Situation die Leute vor mehr als 50 Jahren in Riedering geheiratet haben. Sie schreibt:

»1922 heiratete unsere liebe Liese Otter den Anderl Sepp (Josef Staber) von Tinning. Ich war Ehrmutter. Das Mahlgeld kostete 200 Mark. Die Schlierholzerin heiratete im Herbst, da kostete das Mahlgeld 600 Mark.« Es war die Zeit nach dem Ersten Weltkrieg. Die Leute sprachen von der galoppierenden Inflation. Vermögen gingen zugrunde. Wer damals heiratete, hatte einen schwereren Start als heute.

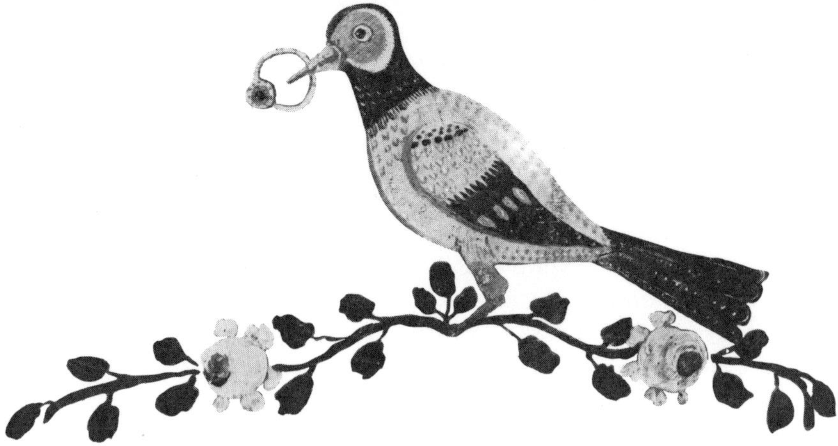

Hochzeitslader heutzutage

Die Prograder in der zweiten Hälfte dieses Jahrhunderts haben übereinstimmend eine Sorge. Es ist der Fortbestand des alten Herkommens, des Brauches und die Erhaltung der Tracht.

»In unserer Gegend soll die heimische Tracht besser gepflegt werden, nicht dieser modische Durcheinander!« sagt Sepp Sontheim. »Im Leitzachtal, Schliersee und Tegernsee und um Miesbach steht es einigermaßen gut. Wenn ich in Bayrischzell eine Hochzeit ausrichte, dann kommen noch immer acht von zehn Gästen in der Tracht.« Ähnlich ist es in Ruhpolding und Berchtesgaden, wie auch in anderen Gebirgstälern. Im Bergland hat sich die Tracht besser behauptet als draußen im Unterland. Es soll nicht verschwiegen werden, daß daran auch der Fremdenverkehr seinen Anteil hat. Den Altbaiern, der sich nicht ungern in Szene setzt, der neben einem Hang für die Überlieferung »als geborener

Komödispieler« ein ausgeprägtes Gespür für Resonanz besitzt, ihn freut es, wenn der Gast an Land und Leuten Gefallen findet. Es schmeichelt ihm.

Das Leben indes steht nicht still. Die Umweltbedingungen haben sich verändert. Die schöne Braut, die auf einer Bauernhochzeit im Tegernseer, Miesenbacher, Berchtesgadner Tal in Mieder und Schalk vor den Altar tritt, stammt nicht mehr immer aus einem Hof. Die Mädchen, die heute im bayerischen Bergland Bäuerinnen werden, kommen vielfach aus anderen Berufen, sind oft in der Stadt geboren und zugezogen. Es sind Kindergärtnerinnen, Arzthelferinnen. Es sind auch Frisösen oder Mädchen, die aus Sozialberufen kommen. Ein Hochzeitslader erzählt: »Es is all's andere wia selbstverständlich, daß a Bauerntochter heut wieder a Bäurin wird.« Bauernmädchen heiraten vielfach Arbeiter und ziehen in die Stadt. Eine Ursache dafür ist, daß die Zahl der Höfe nicht gewachsen ist, sondern schrumpft. Das gilt insbesondere für kleine Anwesen.

Der städtische Einbruch auf dem Dorf, im Weiler, in der Einöd ist unübersehbar. Jeden Abend kommt über den Bildschirm eine fremde Welt in die Stube. Vieles ist darunter, was schockiert, vieles aber auch, was lockt; dazu zählt die Werbung als heimliche Verführerin.

»Weil's früher schöner war«, darum sollte an den alten Hochzeitsbräuchen festgehalten werden. Das ist die einfache aber plausible Begründung, mit der Wastl Schildhauer, Hochzeitslader aus Schechen bei Rosenheim, seinen Standpunkt erklärt.

Der Einbruch der Technik hat auf dem Land eine alte Ordnung aufgelöst. Das Eigenleben ist durch fremde Einflüsse verändert und in seiner Substanz geschmälert worden.

Eine Hochzeit ist kein Fasching

Die Prograder sind sich vielfach ihrer Aufgabe und der Sitte bewußt. So schreibt Hans Weigl, der im Raum Schönau, Glonn und Ebersberg Hochzeitslader ist:

»Der Hochzeitslader, Ehrvater oder Progoder, wie wir auch heißen, ist ein Stück bayrischer Eigenart mit langer Tradition und soll es auch bleiben. Wenn ich merke, daß es nur darum geht, daß die ›Sach läuft‹ und sonst keine Verbindung zu einem althergebrachten Ablauf einer Hochzeit besteht, so sage ich gerne einmal nein. Wenn nämlich drei langhaarige Gitarrenschinda die Musik machen und ich bloß schauen soll, daß etwas los ist und das Brautpaar zu seinem Geld kommt, da fühle ich mich als Fremdkörper. Für mich geht die Hochzeit mit der Kirch an und mit den Ehrentänzen und der Abrechnung mit dem Wirt ist sie erst aus! Auch sollte man daran denken, daß die Brautleute die Hauptpersonen sind und im Weinstüberl keine ›Schau‹ abgezogen wird und sich manche dabei noch in andere Kostüme schmeißen, denn Fasching und Hochzeit sind schon noch zwei Paar Stiefel bei uns.«

Für Prograder gibt es keine politischen Grenzen. Sie richten Hochzeiten aus, wohin sie gerufen werden. So zählen zum »Gäu« von Albert Traunspurger aus Krumlehn im Rottal der Bayerische Wald und Oberbayern ebenso wie das benachbarte Österreich. »Bei uns kennt man keinen Hochzeitslader«, schreibt Traunspurger, »bei uns nennt man uns Prokurator«. Das ist die alte römische Form, die Sachwalter, Stellvertreter, Bevollmächtigter bedeutet. Die Schreibweise wechselt im Altbairischen dafür wie die Mundart, vielfach von Tal zu Tal. Im Rottal und im Mühldorfer Raum ist die Aufgabe eines Prograders nicht nur auf Hochzeiten beschränkt. Er erscheint auf Primizen und anderen Feiern, so zu St. Nikolaus und bei Weihnachtsfeiern.

Das Kramergehen

Im unteren Rottal kennt man als Besonderheit noch das Kramergehen. Die Hochzeitsgesellschaft wird, das Brautpaar ausgenommen, mit der Musik zum Dorfkramer begleitet. Dort kauft jeder Gast etwas für das neue Paar. Es fängt bei Salz und Zucker an und hört bei Kuhketten und Werkzeug sowie Haushaltsgerät auf. Was sich dann in Waschkörben vor dem jungen Paar häuft, sind alles Dinge, die es für seinen neuen Hausstand braucht.

Kleine Geschenke werden in verschiedenen Gegenden auch unter den Hochzeitsgästen ausgetauscht. So beklagt Titus Stelzl aus Holzkirchen, der in den Landkreisen Miesbach, Bad Tölz, Wolfratshausen und München als Prograder zu Hochzeiten lädt, daß sich wohl »die Weiberleut von den Mannerleut zum Wein einladen lassen«, der Krügltanz aber in Vergessenheit geraten ist. Es ist der Tanz, nach dem die Burschen und Männer von ihren Partnerinnen als Dank für den Wein mit einem Bierkrügl oder Tabakwaren beschenkt wurden. Derselbe Hochzeitslader beklagt, daß die Morgensuppe in Vergessenheit geraten ist. Dagegen berichtet Alois Reinthaler aus Endorf, der Hochzeiten im Chiemgau und Inntal ausrichtet:

»In meinem Wirkungskreis gibt es immer noch das Ehrenfrühstück (Morgensuppn). Nicht die Väter sind Trauzeugen, wie es in vielen Gegenden eingeführt wurde, sondern Ehrvater und Ehrmutter (Taufpaten). Schenken und Weisen wird noch von den Gästen selber ausgeführt. Das Suppensalzen der Braut ist noch Brauch. Genauso das Tabakwaren-Austeilen, das vielerorts aus Bequemlichkeit und Geiz eingestellt wurde. Das Mahlandingen ist noch ein wichtiger Faktor, wobei die Beteiligten vom Wirt zechfrei gehalten werden. Der Hochzeitslader kriegt die Bandl noch von der Braut, und zwar für jede Hochzeit einen neuen Strauß. Vielerorts

kauft heute schon die Bänder der Hochzeitslader selbst und nimmt den Strauß wiederholt her.«
Die Meinung des Alois Reinthaler über altes Herkommen ist festhaltenswert. In einem Brief schreibt er: »Alle Bräuche, die einen tiefen Sinn haben und die zu erklären sind, sollen gepflegt werden. Der Spruch aber: ›Wo es Brauch ist, werden die Kühe ins Bett gelegt‹«, sei für viele eine Entschuldigung, »jeden Schmarrn aufzugreifen, der mit Brauchtum nichts zu tun hat.«

Hochzeitslader-Treffen

Es zählt zu den jüngeren Bräuchen, daß sich die Hochzeitslader einmal im Jahr treffen und ihre Erfahrungen austauschen, um neue Anregungen zu bekommen. Jahr für Jahr wird der Ort gewechselt. 1974 war es Kammer bei Traunstein. Der Hochzeitslader Franz Zollner aus Traunstein hat zu dem Treffen mit folgendem Spruch eingeladen:

Gar boid is' jetzt dös Jahr vorbei
und da is ois wia oiwei,
daß nach dem vuin Ummanandarenna,
d' Hochzeitlader wieda z'samma kema.
z' Traunstoa im Ortsteil Kammer
im Gasthaus Post da kemma desmoi z'samma.
Um oans da fang ma o,
damit a jeda a was bringa ko.
Doats Eure Frauen net vergess'n,
für de gibt's in Kammer a was z' Essen.
De möng bestimmt a dabei moi sein,
denn dös vui alloa sei, tuat's a net oiwei frein.
Damit's a Gaudi wieder gibt,
bringt's mächtig vui Humor a mit

dann wird's bestimmt a Tag a schöna,
seid's so guat und toats ma kemma.

70 Hochzeitslader trafen sich ein Jahr später in Hochstätt bei Rosenheim. Sie kamen aus dem gesamten bayerischen Oberland sowie aus dem Salzburger Land und aus Tirol. Mit Stöcken und Bändern marschierten sie in den Saal des Gasthauses Kapsner ein. Die Zuhörer, die dem Treffen beiwohnten, kamen auf ihre Rechnung, denn der Witz und die Schlagfertigkeit der Prograder flogen in Gstanzeln, Schnadahüpfln und Gedichten hinüber und herüber. Dabei zeigte sich, daß die Hochzeitslader um Nachwuchs nicht besorgt sein müssen.

Der erfolgreichste Hochzeitslader der Gegenwart ist der Binder Luggi aus Peterskirchen, Landkreis Traunstein. Um 1935 zog der damalige Schneidergesell zum ersten Mal den Gehrock an, der dort Brauch ist, setzte den dazugehörigen Zylinder auf, steckte sich ein Mascherl an das Revers und nahm den Bandlstock, um zu einer Hochzeit zu laden. Der Binder Luggi hat seither zu 1700 Hochzeiten, 25 Primizen und zu fünf Goldenen Priesterjubiläen geladen. Am 29. April 1969 richtete er mit der 1007. Feier seine eigene Hochzeit aus.

Früher ein Privileg der reichen Bauern

Bauernhochzeiten großen Stils, wie sie heute noch gefeiert werden, waren einst ein Privileg der wohlhabenden, großen Bauern. Nikolaus Rauchensteiner, Hochzeitslader aus Grüntegernbach, weiß das von seinem Großvater, der bereits vor hundert Jahren Prograder war. »Ein kleiner Mann konnte sich eine große Hochzeit gar nicht leisten«, schreibt er, »die Unkosten waren vor dem Ersten Weltkrieg viel größer als heute.« Damals hatte nach seinem Bericht jede Pfarrei ihren eigenen Hochzeitslader, meist war es der Mesner, der früher zu Fuß und dann mit dem Radl oft tagelang unterwegs war. Im Rückblick erinnert sich Nikolaus Rauchensteiner: »Ich habe einmal den Fall gehabt, da hielt sich die Mutter noch an den alten Brauch und ging nicht zur Hochzeit.«

Erinnerungen eines Hochzeitsladers

Einer der bekanntesten Hochzeitslader ist im Oberland der Sontheim Sepp. Er ist der letzte der vier Volkssänger, die der Kiem Pauli sein »Musterkofferl« genannt hatte. Es war das Quartett, das später so vielen jungen Sängergruppen zum Vorbild geworden ist. Der Sontheim Sepp ist 1903 geboren. Sein Vater war Schweizer in Elbach im Leitzachtal. Der Sepp wuchs als Küahbua heran. Was er heute ist, wurde er aus eigener Kraft, wenngleich er als Hochzeitslader seine Lehrmeister hat. Der Josef Beham von Irschenberg und der Josef Quercher aus Elbach, sie leben beide fort im Andenken des Sontheim. Er kam 1937 wie durch Zufall zu dieser Aufgabe. »Herrschaft Sepp«, sagte der Duschl Lorenz, ein Kumpel vom Sontheim, der mit ihm täglich ins Bergwerk nach Hausham gefahren ist, »du kannst doch auf meiner Hochzeit auf d' Nacht a bißl odank'n.« Der Sontheim Sepp konnte nicht nein sagen, zumal ihn die Aufgabe reizte. Er hat den Schalk, der dafür notwendig ist, das Gspür, das dem Musikanten eigen ist und ein gutes Gedächtnis. Dieses erlaubte ihm, einen Morgen- und Abenddank frei, ohne Ablesen, zu sprechen. Aus den mehr als 500 Hochzeiten, zu denen der Sontheim Sepp seither geladen worden ist, und die er ausgerichtet hat, ist hier sein Morgendank und das Totengedenken festgehalten, die er am 1. August 1955 auf einer Hochzeit in Aschau im Chiemgau gesprochen hat. Solch ein bäuerliches Hochfest bleibt den Teilnehmern in Erinnerung. Damals haben die »Riederinger«, die seinerzeit noch die »Riederinger Buam« hießen, gesungen. Als der Hochzeitslader der Toten gedachte und dabei namentlich die jungen Männer aus der Familie aufrief, die aus dem letzten Krieg nicht mehr heimgekehrt waren, blieb keiner der Anwesenden ungerührt.

Sontheims Aschauer Morgendank

Stille, Still im Namen des Herrn, still mit Geduld, eine kleine Weile, eine kurze Zeit. – Aber nicht bloß meinetwegen seid still, sondern wegen Gott dem Allmächtigen und den hochgeehrten zwei Brautpersonen.
Am heutigen Tage lassen sie bitten die Freundschaft, G'fatterschaft und Nachbarschaft, ehrenreiche Jünglinge und tugendreiche Jungfrauen; jede hochzeitliche Person ist mit seinem Titel, Namen und Stammen, hierher gerufen und eingeladen worden.
Dieses rede ich mit Gott dem Vater, mit Gott dem Sohn und mit Gott dem hl. Geist, mit Maria der Himmelskönigin und allen Heiligen und Auserwählten Gottes, denn sie werden heute sicherlich unter uns sein.
Erstens bedankt sich das gegenwärtige Brautpaar bei Gott Vater, der sie erschaffen, bei Gott dem Sohn, der sie erlöst, bei Gott dem hl. Geist, der sie geheiligt und bewahrt hat im ledigen Stand, bis sie am heutigen Tag kommen zu des Priesters Hand, wo sie empfangen werden das siebente hl. Sakrament, den christlichen Ehestand.
Zweitens bedankt sich das hochgeehrte Brautpaar gegen Euch Alle, daß Ihr seid so gut gewesen, und seid hierher

gekommen zu dem ehrengeachteten Herrn N. N. in seine offene Wirtsbehausung und Tafern allhier ein Frühstück zu verzehrn, durch Christum unsern Herrn.
Liebe Hochzeitsgäste!
Wir ziehen jetzt aus, aus diesem Haus und gehen hinüber in das lobwürdige Pfarrgotteshaus, werden dort eine Zeitlang in stiller Andacht verharren bis der hochwürdige in Gott geistliche Herr N. N. sich würdigt, den beiden Brautpersonen zu spenden das hl. Sakrament der Ehe.
Sankt Johanneswein werden wir trinken, wie ihn Christus geweiht hat bei der Hochzeit zu Canaan. Er machte aus klarem Wasser den besten Wein und setzte so das Sakrament der Ehe ein.
Alsdann werden wir kommen auf das geweihte Erdreich – auf den Gottesacker – dort werden wir die armen Seelen im schmerzbrennenden Fegfeuer sicherlich nicht vergessen. – Denn viele von uns sind uns durch den Tod entrissen – vielleicht ein guter Vater, eine liebe Mutter, Kinder, Geschwister oder sonst gute Bekannte – ihre Herzen haben aufgehört zu schlagen; ihre Liebe kann uns nicht mehr erreichen; sie sind nach Gottes unerforschlichem Ratschlusse gefordert worden ab. Sie sind tot, sie ruhen im kühlen Grab.

Totengedenken

Auch seh ich hier ein wenig hin und her,
und ich finde noch hochzeitliche Plätze leer.
Ich bin gegangen im Hause auf und ab,
es gehn mir noch liebevolle Personen ab.

Wir gedenken in Trauer:
des ehrengeachteten Herrn Johann Wörndl,

Hambergvater in Rukerting,
dem Hochzeiter sein vielgeliebter Vater;

des ehrengeachteten Jünglings Balthasar Wörndl,
dem Hochzeiter sein vielgeliebter Bruder,
Hambergersohn in Rukerting;

des ehrengeachteten Herrn Michael Hefter,
Bauer in Munzing,
dem Hochzeiter sein hochschätzbarer Taufpate;

des ehrengeachteten Herrn Franz Bauer von Westerndorf,
dem Hochzeiter sein hochgeschätzter Onkel und Firmpate.

Ebenfalls gedenken wir in Trauer:
des ehrengeachteten Jünglings Jakob Flötzl,
der Jungfrau Hochzeiterin ihr vielgeliebter Bruder –

und des ehrengeachteten Jünglings Alfred Flötzl,
der Jungfrau Hochzeiterin ihr vielgeliebter Bruder,

sowie allen Verwandten und Bekannten.
Sie mögen ruhen im ewigen Frieden! Amen!

Nun ermahne ich Euch christliche Brautleute, vergeßt niemals diese teuren Verstorbenen, und wenn Ihr bisweilen ihre Grabeshügel besuchet, so erhebet Eure Herzen zu Gott, dem Vater der Barmherzigkeit, damit er sie einführen möge in die ewige Freud; denn es steht im Buche der Makkabäer, 3. Kapitel, 44. und 45. Vers: »Es ist ein heiliger und heilsamer Gedanke, für die Verstorbenen zu beten, auf daß sie von ihren Sünden erlöst werden.«

Sollten nun vielleicht diese armen Seelen am heutigen Tage unter Tränen und Seufzern aus dem Fegfeuer zu uns heraus rufen: »Erbarmet Euch meiner, doch wenigstens Ihr meine Kinder, Ihr meine Freunde.« –
Und zu wem sollen sie rufen, und wer soll sie denn eher erhören, als wir ihre Kinder, als wir ihre Freunde. –
Lassen wir uns nun diese Tränen und Seufzer recht zu Herzen gehn und auf beiderseitige Verwandtschaft beten, zwei Vaterunser mit Ave Maria.

Da nun gegenwärtige zwei Brautpersonen heute von ihrem ledigen Stand abtreten, so lassen sie Euch, alle hier Anwesende, durch mich um Verzeihung bitten, sollten sie das eine oder andere in ihrem ledigen Stande beleidigt haben.
Auch sagen sie nach Gott ihren vielgeliebten Eltern den schuldigsten Dank für alles empfangene Gute, für Wohltaten, Kummer und Sorgen und schlaflose Nächte, die sie gehabt haben, von ihrer Kindheit an bis zur heutigen Standesveränderung! Auch sagen sie Dank für die christliche Auferziehung, Ausfertigung und das Heiratsgut!
Und nun reicht Euren Eltern nochmals die Hand und saget ihnen Dank für alles empfangene Gute!
Nun wollen wir dem hochgeehrten Brautpaar zum Antritt des heiligen Ehestandes ein gutes glückliches Leben, ein gut und seliges Sterben wünschen, damit sie einst hinüber gehen mögen zur ewigen Freud und Seligkeit, wo wir uns dann zum himmlischen Hochzeitsmahle sammeln und ewig loben werden:

Gott den Vater
Gott den Sohn
Gott den hl. Geist
Der alles Gute lehrt und weist.
Amen.

Ruhpoldinger Bauernhochzeit

Wie in Ruhpolding in der zweiten Hälfte des Jahrhunderts eine Bauernhochzeit ausgerichtet wird, berichten die beiden Hochzeitslader Johann Hallweger und Bernhard Schweinöster nachstehend:

Drei Jahre gehen der Niederhupfer Lenz und die Egger Mathild miteinander. Nun will der Vater den Hof übergeben, damit die zwei endlich heiraten können. Sie gehen zum Hochzeitslader des Dorfes und vereinbaren mit ihm einen Samstag oder Sonntag, an denen ihre beiden Familien zusammenkommen und die Durchführung der Hochzeit besprechen.
Kaum ist das Brautpaar ›ausgehängt‹ (kirchliches Aufgebot oder Stuhlfest), flattern am nächsten Morgen weiß-blaue Bandln am tannengrünen Hochzeitskranz an den Haustüren von Hochzeiter und Hochzeiterin. Burschen und Dirndln der Nachbarschaft haben den Kranz gebunden und nachts die Türen des Brautpaares geschmückt. Dieser letzte Liebesdienst an den Unverheirateten wird heimlich verrichtet, damit keine anderen zuvorkommen. Da geht dann auch schon der Hochzeitslader durch das Dorf; die Braut wird heute zur Hochzeit geladen. Die Familie der Braut stellt sich im Halbkreis auf, der Hochzeitslader, »Prograda« (Prokurator) genannt, steht in der Mitte. Er wendet sich an das junge Paar:
»Ihr aus göttlicher Anordnung Gottes und Einverständnis beiderseits Befreundete! Die Stunde ist wirklich gekommen, mein liebwerter Hochzeiter und Hochzeiterin auf priesterliche Kopulation und darauf folgenden Hochzeittraglamenten (Feierlichkeiten) einzuladen, die drei heiligen Personen Jesu, Maria und Joseph, auf daß ihr Glück und Segen und einen guten Anfang erhalten möget, allen übrigen Hoch-

zeitspersonen alles Glück und Lustbarkeit verleihen wollet. Also meine geehrte Hochzeiterin, es läßt dich der gegenwärtige Hochzeiter gehorsamst investieren und einladen in das lobwürdige Pfarrgotteshaus St. Georg, wo ihr um 11 Uhr früh vor den heiligen Altar tretet, vom hochgeweihten Priester eingesegnet und das heilige Sakrament der Ehe empfanget. Nachdem läßt dich der Hochzeiter ersuchen, du wollest ihm die Liebe erweisen, unseren Hochzeitsgang begleiten helfen, zurück zum ehrenbescheidenen Herrn Rechl, Gasthof ›Zur Post‹ in Ruhpolding, wo wir angestellt haben ein Frühstück mit Hochzeitsmahl. Nachdem gehst in die Kuchel, probierst die Supp'n, obs z'süß oder z'sauer, so wie für Herrn und für Bauern; redst die Köchin mit scharfen Worten an, schau hi und schau her, betrachst 's Feuer, schaff o nach deim Beliabn, was guat is, aber net gor z'teuer. Hat dir nachdem alles g'falln, nacha gehst in die Hochzeitsstubn allsbald, nacha muaßt du zuerst dös Essen ofanga, nacha könna die andern nachiglanga!«

Mit folgenden Worten wendet er sich nun an die ganze Familie:

»Da wir so schön versammelt sind, kann ich es nicht unterlassen, ohne die werten Eltern und Geschwister, Geschwisterkinder, Vettern und Basen sowie das Hauspersonal einzuladen. Ich bin beauftragt, euch zur Ehre Gottes heimzusuchen. Da Gott der Allmächtige es so angeordnet hat, hat sich der ehrengeachtete Lenz Niederhupfer mit der achtbaren Mathild Egger zum heiligen Sakrament der Ehe versprochen. Sie lassen euch zu dem hochzeitlichen Ehrentag, der uns erlaubt worden ist am 14. des Monats, bitten. Darum bitte ich die werten Eltern, Geschwister, Geschwisterkinder, Vettern und Basen zu erscheinen. Ihr wollt im Namen Gottes aufstehen, euer hochzeitliches Kleid anlegen, euch hinbegeben in das lobwürdige Pfarrgotteshaus St. Georg, wo sie um 11 Uhr vor den heiligen Altar treten, vom hochge-

weihten Priester eingesegnet und das heilige Sakrament der Ehe empfangen. Nachdem wollen wir sie begleiten über alle Gassen und Straßen bis zur Lauferstatt, von dort aus wiederum zurück zum ehrenbescheidenen Herrn Rechl, Gasthof ›Zur Post‹ in Ruhpolding, wo wir angestellt haben ein Frühstück mit Hochzeitsmahl. Wir nehmen die Kreide zur Hand, schreiben Bier und Brot an die Wand (und zum Hochzeiter gewandt) und du nimm die Hochzeiterin bei der Hand und sag:
Bitt di gar schön Hochzeiterin, tua aber fei kemma gwiß, sonst is mir's laden umsinst.«
Der Hochzeitslader nimmt nun alle reihum bei der Hand, ebenso tun es Hochzeiter und Hochzeiterin, um die Einladung zu bestätigen. Zum Dank bekommt der Prograda Trinkgeld und Brotzeit. Der Hochzeitslader geht nun in die Häuser der Verwandten, Nachbarn und befreundeten Familien und lädt sie mit seinem althergebrachten Sprücherl ein: »Ich bin beauftragt euch zur Ehre Gottes heimzusuchen . . .« (siehe Einladung der Familie). Anschließend gibt er die Einladungskarte ab. Auf ihr steht, wer geladen ist; entweder eine oder zwei Personen vom Haus. Das sind dann die Eltern oder andere Verwandte.
»Da gehst du hin Christ«, sagt der Breitmoser Bauer, »denn bei der Hochzeit deiner Schwester Vroni war der Hochzeiter auch da und hat ihr a Gschenk bracht, das geben wir ihm im Wert zruck.« »Ja Vater«, sagt der Christ, »schenken wir ihm a Kaffeegschirr.« Eine Winterfrischlerin hat zugehört und fragt, ob sie da auch mitgehen kann. »Na«, sagt der Bauer, »da dürfen nur geladne Gäste hin, aber ab 7 Uhr [abends] kannst a hin, als Draufgänger, so nennen wir alle, die nicht geladen sind. Aber den Kirchenzug schau dir an.«
Zeigt sich in der Zeit vom ›Aushängen‹ bis zur Hochzeit das Paar auf der Straße, so ziehen die Vorübergehenden flink einen Strick über den Weg. Das Seil gibt erst nach einem

Trinkgeld oder gar einer Maß Bier den Weg wieder frei. (Es ist gut, immer einen Strick dabei zu haben!)
Am Hochzeitstag früh um 5 Uhr sind dann die ›Tagreveiller‹ da, manchmal auch ›Aufwecker‹ genannt. Sie laden die Böller mit Pulver, stampfen es mit Letten (Lehm) hinein, setzen die Zündschnur nach und zünden an. Manch einer lief nicht schnell genug davon oder schaute nach, wenn der Böller recht lange nicht los ging und hat dabei Hand oder Auge verloren. Deshalb ist das Böllerschießen polizeilich verboten, was aber noch lange nicht heißt, daß nicht mehr geschossen wird. Heute wird meistens mit gasgefüllten Luftballons geschossen. Mit Bandonium, Glockengeläut, Waldhörnern und blechernem Geschepper machen die Tagreveiller einen Mordsspektakel. Hochzeiter und Hochzeiterin werden so früh geweckt, damit sie sich zeitig zum Kirchgang fertig machen können. Mit Bier, Brotzeit, Kaffee und Kuchen, je nach Bedarf, werden die frühen Musikanten bewirtet. Hochzeiter und Hochzeiterin drehen mit jedem eine kurze Ehrenrunde. Die Familien bereiten das letzte Morgenfrühstück; für ihren Lenz die eine und für ihre Mathild die andere. Die Näherin bringt das Brautgewand und zieht die Braut an. Als Zeichen der jungen Frau trägt die Mathild ein Röcki (Hochzeitsmieder) mit nur kurz sichtbarem Tüchl. In das Haar flicht sie den Myrtenkranz. Um die Hüfte fällt schwer die große, silberne Münzkette, die die Gemeinde ausgibt und die auch Brautgürtel genannt wird.
Im Gasthof ›Zur Post‹ herrscht schon lange reges Treiben. Um halb 9 Uhr ist der Hochzeitslader eingetroffen, um dreiviertel 9 Uhr wird der Hochzeiter mit Musik im geschmückten Wagen herbeigeholt und um 9 Uhr die Hochzeiterin. Bis halb 11 Uhr kommen alle anderen geladenen Gäste zusammen und werden von dem jungen Paar an der Eingangstür mit Handschlag begrüßt. Um dreiviertel 11 Uhr ruft der Hochzeitlader aus:

»Hochverehrte Hochzeitsgäste, richts enk z'samm zum Kirchagang, erst die Brautleut, Brautführer, beide Ehrenmütter, Kranzljungherrn und Kranzljungfrauen, Jungfrauen, Buam, Manner und Weiber.« Unter Vorantritt der Musik führt der Zug zur Kirche. Der Geistliche führt die Braut, der ›Kooprater‹ (Kaplan) den Bräutigam. Die Kranzljungfrauen und Jungfrauen haben ihr Miedergewand an und ein Kranzerl im Haar. Die Weiber tragen ihre Kirchentracht mit dem schwarzen, goldbestickten Quastenhut mit langen, schwarzen Bändern. Die Manner tragen ein schwarzes oder forstgrünes Sonntagsgewand, mit schwarzen oder grünen Samthüten. Die beiden Kranzljungherren sind geschmückt mit einem bunten Bänderbüscherl an der Jacke, einem gefalteten Seidentücherl in der Jacke und einem bunten Buschen Hochzeitsbänder am Hut. Am Kirchplatz hält die Musik und spielt so lange, bis der Zug in der Kirche ist. Dann schließt auch sie sich an. Die Weiberleut nehmen links im Kirchenschiff Platz, die Mannerleut rechts. Braut und Bräutigam gehen vor zum Altar, während der Brautführer rechts und die beiden Ehrenmütter links vor dem Altar stehen. Die kirchliche Feier wird entweder von der Blaskapelle oder einer Sängergruppe, die die Bauernmesse singt, musikalisch umrahmt.

Nach der Trauung geht der Kirchenzug zur Lauferstatt am Dorfplatz. Hier stellen sich einige junge Burschen auf zum althergebrachten, hundertfünfzig Meter langen, ›Schlüssellauf‹. Der Prograda steht am Ziel mit einem Stab, hält einen Krug mit Wein in der Hand und ruft aus:

Erstens – richtet euch,
zweitens – schicket euch,
drittens – lauft davon,
viertens – hui!

Wer von den Läufern zuerst am Prograda vorbeirennt und den Stab erwischt, ist Sieger. Der gewonnene Wein wird gemeinsam getrunken. Nun zieht der Hochzeitszug zum Gasthof zurück. In der Küche der Posthalterei dampft die Suppe und die Leberknödl sind gerade fertig. Große Braten werden geteilt, die Hochzeiterin probiert laut Hochzeitsspruch das Essen. Schnell ist aufgetischt. Dirndl und Buben aber sitzen getrennt. Der Hochzeitslader geht herum und gibt jedem Gast ein Ehrenzeichen der Brautleute, kleine, lustig bunte Bandl zum Anstecken. Schon wieder ist er da, diesmal mit einer Schüssel. Hinter ihm die ›Schüsselläufer‹. (Die Worte »Schlüssel-« und »Schüsselläufer« haben heute die gleiche Bedeutung.) Er bringt für sie sein lustiges Sprücherl vor:

»Liebwerte Weiber und Manner! Gott segn euch a guats Essn und Trinkn! Bei dem guatn Essen und Trinken möchtn mir dabeisein. Jetzt kemman die krumpn Schüsselläufer daher. Draußn auf'm Anger sans glauf'n und gsprunga. Is oana dem andern vordrunga. Der erste hat si den Fuaß übersprunga, der zwoate hat si an Arm verschlunga, der dritte hat si a Ripp aus'm Leib gschreckt [gebrochen], den hamma zum Bader gschickt. Der Bader is grod net dahoam. Der is auf Ingolstadt, der machat sunst di krumpn Schüssellaffa allsamt grad. Gebts uns koa Kaibi, gebts uns koa Kuah, mia hättn ja koan Stall dazua! Gebts uns koane Heller und Taler, mia hättn koa Geld zum aussagebn. Schimpige Zwanzger und Fuchzgerl wern für voll angnomma. Schön Dank, schön Dank, vom Tisch auf die Bank. Dreiunddreißig Jahr werd koana krank, dreiunddreißig is a schöne Zeit, wenn uns da Herrgott dös Lebn so lang verleiht. Wenn aufamal da Faschingstag aufn Aschlmigga fallt, zahln mia enk a Bier oder an Wein. Kinnts enk aber net verlassen, kunnts a leicht gstimmt sei.«

Kaum ist der Hochzeitslader fertig, muß er wieder für die

Gäste bereit sein. An ihm liegt die Durchführung, der reibungslose Ablauf der Hochzeit. Er muß sich kümmern, daß Stimmung aufkommt. Er gibt bekannt: »Hochverehrte Hochzeitsgäste! Nach dem heutigen Frühstück haben wir auch noch ein Hochzeitsmahl. Es gibt Suppn, Leberknödl und an Braten«. Es hat sich inzwischen eingebürgert, daß das Brautpaar die Kosten für das Hochzeitsmahl übernimmt, früher mußten es die Hochzeitsgäste, wenigstens die nicht mehr so nah verwandten, selbst zahlen.
Schnell vergeht die Zeit mit Musik und lustiger Unterhaltung und so mancher Blick fliegt vom Buamatisch zum Dirndltisch. Sie sitzen immer noch getrennt und nur der Tanz führt sie zusammen. Das Mahl ist bereit. Es ist gut und reichlich und damit mehr Platz dafür ist, tanzen die jungen Leute eine Runde. Kaum hat die Braut fertig gegessen, lauern schon junge Burschen darauf, sie und die Ehrenmutter zu stehlen. ›Brautstehlen‹ gehört zu jeder Bauernhochzeit. Im Weinstüberl, einem gemütlich hergerichteten Nebenzimmer des Gasthofs, tun Braut und Ehrenmutter ihren Räubern Bescheid. Brautführer und Hochzeiter suchen nach geraumer Zeit die Braut und finden sie im Weinstüberl. Sie müssen die ganze Zeche bezahlen.
Nach dem Mahl gehen viele Bäuerinnen heim zur Arbeit und zum Umziehen. Die Sitzordnung im Saal ist aufgehoben. Der Tanz geht weiter und dabei sucht sich jeder Bua sein ›Weinstüberl-Dirndl‹. Der Hochzeitslader stellt die Paare zum Abmarsch ins Weinstüberl auf. Die Kapelle teilt sich und nur die Hälfte marschiert mit ins Nebenzimmer. An kleinen Tischen sitzen hier die Pärchen und der Bua tischt seinem Dirndl auf: Süßwein, Weißwein, Kuchen oder Platzerl. So nach und nach verschwinden die Madl und Weiberleut mitsamt dem Hut ihrer Begleiter und kaufen beim nächsten Kramer seidene Tüchl, Zigaretten und Zigarren, Krawatten, Taschentücher, Schnupftabak und was er

sonst noch gern hat. Das alles wird als Dank für die ›Weinstüberl-Gastfreundschaft‹ auf dem Hut des Begleiters dekorativ befestigt. Fesch schaugn dann die Buam drinn aus! Der Wei tuat dann auch dös sei, die Stimmung wird ausgelassener, es wird kaum ein Tanz ausgelassen! Wenn es dann am schönsten ist, so gegen 6 Uhr abends, werden sämtliche Hochzeitsleut vom Weinstüberl wieder in den Tanzsaal gespielt. Die ersten Draufgänger kommen und der Hochzeitslader hat schon wieder zu tun. Er richtet den Laden [Tisch] her. Er verdeckt eine große Schüssel mit einem weißen Tuch, stellt daneben einen großen Krug, gefüllt mit Wein und ruft:

»Hochverehrte Hochzeitsgäste! Jetzt beginnt das sogenannte Weisen oder Schenken. Wer unserem gegenwärtigen Brautpaar etwas weisen oder schenken will, es hat koan Hoakel, es hat koa Ziel, 10, 20, 50 und 100 Mark san a net z'viel. A Kindskochpfandl, a Wiagnbandl, a Faschn (Schleife) fürs Kindl um d'Mittn, laßat d'Hochzeiterin schön bittn. Es werd der Herr Brautführer ersucht, dazua an guatn Anfang z'macha!«

Nun stehen die Leute zum Schenken an. Zuerst der Brautführer, dann die Eltern, Geschwister, Geschwisterkinder, Verwandte, Freunde und Nachbarn. Da sieht man Steppdecken, Tischtücher, Bilder, einen Regulator, eine Ottomane, Küchengeschirr, Schüsselsätze. Der Christ gibt sein Kaffeegeschirr ab, er gratuliert dem Lenz und der Mathild, der Hochzeitslader bietet den Ehrentrunk mit folgenden Worten: »Ein Ehrentrunk von unserem gegenwärtigen Brautpaar.«

Etwa zwei Stunden dauert das Weisen, da haben die Leut Zeit zum gemütlichen Abendessen in der Wirtschaft. Um 10 Uhr beginnen dann die Braut- oder Ehrentänze, der Prograda gibt bekannt:

»Hochverehrte Hochzeitsgäste, jetzt beginnen die sogenannten Braut- oder Ehrentänze; es hat die Ehre aufzutreten, der Brautführer mit der Braut.« Diese tanzen dreimal kurz herum. Weiter verkündet der Hochzeitslader: »Der Herr Brautführer hat die Braut recht schön zum Tanz geführt, für das ihm alle Ehr gebührt. Der Bräutigam von eahm die Braut verlangt, er sich um a andere glangt.« Weiter werden aufgerufen: die Geschwister und Verwandten, die Nachbarschaft und die Nachbardörfer, z. B. die Inzeller, Siegsdorfer und Eisenärzter. Dann alle die, welche etwas für die Hochzeit vorbereitet haben, z. B. die Kranzbinder, die Tagreveiller, die Schüssellaufer mitsamt der Sau (›Sau‹ nennt man den letzten Läufer). Den letzten Ehrentanz erhält das Paar, das als nächstes Hochzeit hält. Meint die Kapelle, daß die Tanzenden recht viel Geld haben, so endet sie plötzlich während des Ehrentanzes mit einer schrillen Dissonanz, haben die Tanzenden gespendet, spielt sie wieder weiter.

Endlich sind die Ehrentänze vorbei, und nun kann die Jugend wieder tanzen. Das Brautpaar geht nach Hause und wird von der Musik bis vor das Lokal geleitet (außigspielt). Das junge Ehepaar hat einen anstrengenden Hochzeitstag hinter sich. Müde, aber glücklich und zufrieden fahren die beiden auf ihren Hof, den der Vater ihnen zum heutigen Tag übergeben hat.

Oben im Saal tanzen die Hochzeitsgäste; Steierer, Sautanz (Polka), s'Hüattamadl, Massiana, Italiener, Landler und Walzer wechseln miteinander ab. Der Christ läßt sich mit seiner Liesl an Kikeriki aufspieln, denn jetzt spielt die Musik nicht mehr umsonst. Das müssen die Tanzenden selbst bezahlen. Bald ist Mitternacht und viele gehen heim, denn sie sind müde vom ›Hochzeitgehen‹. Der Heimweg ist schön und verlockend für manchen Buam und manches Dirndl. Ein Paarl ist sicher darunter, für das der Prograda die nächste Hochzeit richten wird.

Prograder-Gstanzl

Jeder Hochzeitslader hat seine Gstanzl, die er auswendig kann, die er nach Belieben abwandelt. Manche hat er von anderen Progradern, die seine Lehrmeister waren, überliefert bekommen, andere hat er selbst gedichtet, wie das nachstehende, das von Hans Weigl, aus Biberg bei Bad Aibling stammt:

Wenn's oan de Dirndl voziagn,
Tuats Bankkonto d'Schwindsucht kriagn,
Aber des Schlimmer kimmt nacha,
Mittendrin muaßt bei der Oma schlafa!

Die nachstehenden Abdankverse stammen aus der Sammlung Sontheim.

Der laßt dö Weiberleut nit viel Ruah,
Heut moan i, kriagt er do amoi gnua.

Dö hat eahms gricht ganz gleng,
ko sei Büawi oi Tag sehng.

Dös Dirndl machts gar am best'n,
laßt andare Leut auf sein Tenna dreschn.

Dös is a Kloane, a Scheene,
und Buam liabts a net wene.

Der hat sein Weibi a Semme nachtrang,
an Schnulla eichi, sagt a, müaß ma a ebbas ham.

Dem graust scho vorm Heiratn,
es werd eahm scho übi,

es kimmt eahm scho für,
er kimmt ihr net übi.

Dö zwoa hams ganz guat ausgmacht,
sie hats Revier und er d'Jagd.

Dem hätt's an Kopf bald voruckt,
und hot eahm nix do,
als wia d'Hand a bißl druckt.

Daß der grod Oane mog, des glaub i kam,
der liabt den ganzen Wald, nit grod oan Baam.

Dem seine Schuach sand aus Fuchsleder g'macht,
sie schlafn bein Tag und gehn aus bei der Nacht.

Vor lauter Weiberleit
hat er kaam mehr zum Trinka Zeit.

Er hat an langa Bart, Weiberleit,
des ist a feine Art.

Der ist heut recht wohl pfriem,
de Schö is kemma,
und de Schiach is ausbliem.

Zum Tanzn sagt er, gehn eahm de Dirndl z'schwar,
aber Trinka, sagt er, kon er no rar.

Dera derfns a nimmer recht traun,
da kimmt oana von der Geitau außa mit da Posaun.

Da denkts Dirndl d'Nachbarschaft
is a schöns Ding,

ko ma bein Tag ananda sehng
und bei der Nacht beinander liegn.

Daß de vor drei Tag no krank gwen is, kennt ma ihr
gar nimma o,
A Weiberleut, bals' tanz'n derf, jagt s' den besten
Dokta davo!

Der waar allweil gern Haberermoasta word'n, hat
gmoant, er waar dafür da richtige Mo,
Aber seitdem, daß eahm selber trieb'n ham, liegt eahm
an dem Posten gar nix mehr dro!

De hat an Sepp gern, aber sie tuat eahm net traun,
Weil's moant, er heirat' a andere und sie hätt dann's
Nachschau'n!

Da Toni hat drei Schatz: d' Kathl für 'n Tanz und d'
Wally für 's Haus,
Mit da schönst'n, da Marie, ruckt er de Festtäg nur
aus!

Da Hias, der is farb'nblind, wer hätt' so ebbas denkt,
Auf de schwarz Marie hat er 's abgsehn g'habt,
derweil hat er sich an die fuchsrote Kathl hing'hängt!

De tuat recht brav, als taat sie sich vor de Buama
scheniern,
Derweil tuat sie hoamli auf den Jakl spekuliern!

Da Wastl muaß demnachst heiraten, dös macht eahm
weni Freu',
Denn scho bei da Hochzeit san statt dem Paar eahna
drei!

De taat gern an Moarbauern heirat'n, wenn er s' möcht,
Beißt er net o, sagts, dann is s' aa z'friedn mit 'n Knecht!

Dös is a schüchterner und möcht vor de Weiber sei Ruah,
Beim Kuchlwagnfahr'n is er ganga hinter da Kuah!

De sagt, daß ihr Mo nia hoamgeht, dös waar scho a Gfrett,
Balds friart, muaß allweil d' Warmflaschn mitnehma ins Bett!

Wia i zu dem zum Hochzeitsladn ins Haus kömma bi,
Hab i an Kinderwagn g'sehn, da is draufgstandn: Für zwölf Garantie!

Temperament und Art der Hozeitslader sind verschieden. Es hat schon immer welche gegeben, die auch grobe Reden führten oder die Wahrheit ungeschminkt sagten, so daß für den Angesprochenen der Zwei- oder Vierzeiler zu einer Art Pranger oder Haberfeldtreiben wurde:

Des is a Groba, a Schiacha,
Der tuat dahoam übers Dirndl überkriacha.

Im Jahr 1938 war folgender Vers für einen Bauernburschen bestimmt, der die »Kraft-durch-Freude«-Mädchen gar zu innig verehrte:

A Bauerngselchts, schö braun und fest,
Des war fürn Sepp bis jetzt das Best.

Zuafällig hat er des oane entdeckt,
daß 's K.D.F.-Kalbfleisch a net schlecht schmeckt.

Heiter oder hinterkünftig sind meist die Gstanzl, die der Hochzeitslader beim Abdanken spricht. In der Jachenau mußte, wie der Prograder Sepp Müller berichtet, eine Kranzljungfrau, nur weil sie keinen Busen hat, sich sagen lassen:

Sagt's Leut, is des net a Sünd,
wann oane bei der Wandlung dreimal ans Herz klopft
und is ewig koans drin.

Der selbe Hochzeitslader berichtet: »Seit drei Generationen hat sich an den Hochzeitsbräuchen bei uns nichts geändert.« Dagegen beklagt in einem Brief Sepp Ritzer, Hochzeitslader von Oberwarngau: »Das persönliche Einladen zu einer Hochzeit sollte nicht ganz aussterben, es geht sonst damit ein Stück altes Brauchtum verloren.«
Ein besonderes Herkommen, das nicht überall der Brauch ist, stellt das gegenseitige Aussingen dar. Wastl Mayer, dem Prograder von Niedergottsau bei Marktl am Inn, der Hochzeiten in Ober- und Niederbayern ausrichtet, danken wir die nachstehenden Gstanzl.

Gegenseitiges Aussingen

(a = Aussingen; b = Antwort)

a Hinta da Roßstoitür
hängt a oits Ochsengschirr,
spann ma an Prograder ein,
da kann a schrein.

b Da muaß i hoit anziagn,
dös is doch koa Schand,
aba di müaßns zu mir spanna,
nacha san zwoa Ochsen beinand.

a Da Prograder is oana
mit an rotn Leibi,
der kerat auf Minka
ois Tuttnkaibi.

b Da gang's ma fei schlecht,
dös sag i da scho,
denn wennst du mei Kuah warst,
du hättst ma z'weng dro.

a Unser Prograder hat an schön Gang,
mit oan Fuaß maht a's Gras ab,
mit dem andern recht er's z'samm.

b Da tat i di fürcht'n,
denn du warst so keck,
und rennst hinter mir nacha
und frißt ma 's Gras weg.

a Da Prograder tuat ummanandatretln,
er is gestern erst da gwen
zum Reinnudln bettln.

b Gwiß fünf- oder sechsmal
bin i um's Haus ummi trabt,
hab bitt und hab bettlt
derweil habt's gar koa ghabt.

Aussingen des Brautpaares

Liabe Hochzeiterin jetzt hast an Mo,
jetzt schaugt die koa junga Bursch a nimma o.

Liaba Hochzeita jetzt hast as schö,
jetzt brauchst nimma auf Niedergottsau Wallfahrten geh.

Liaba Hochzeita jetzt hast nix mehr z'lacha,
wennst moanst du möchst schlaffa, muaßt Kindsmagd macha.

Liaba Hochzeita jetzt werst as boid gspürn,
wenn da d'Haferl und d'Schüsserl auf 'n Kopf aufi fliagn.

Heut möcht i a Mäuserl sei,
i schliafat unta d'Bettstatt nei
grad daß i 's sahg,
was da Hochzeita mit da Hochzeiterin tat.

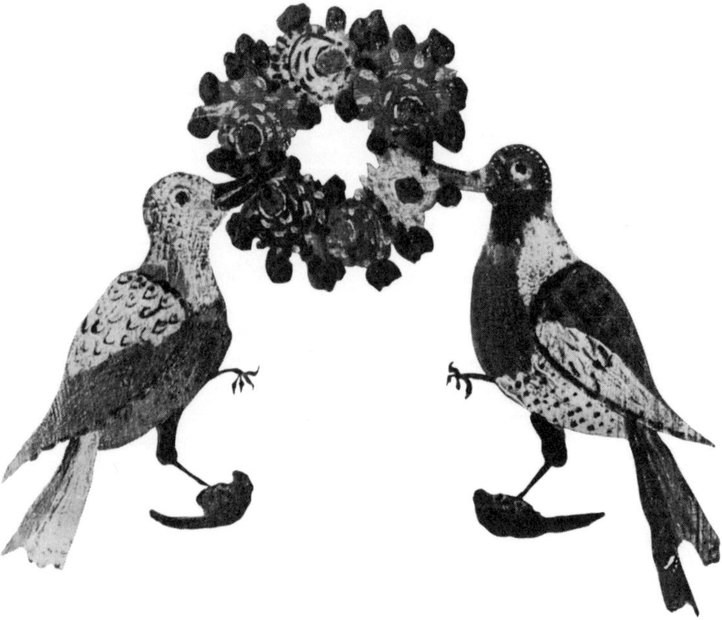

Geburt und Taufe

Der Bua is da

Aus dem eisernen Schlund des Böllers droben beim Wetterkreuz dröhnt es über das Dorf hin. Bum! bum! bum!, der Bua is da. Der Bua, der Erstgeborene, der Erbe! Der Kindersegen ist das Alpha und das Omega des bäuerlichen Ehestandes, denn der Bauer verlangt nach einem Kind zum Ernten auf seinem Land.

> Und wann d'Wiagn a so gnagazt
> und s'Kind a so schreit,
> gibt's denn was Schöners,
> als zwoa junge Leut.

Je reicher der Kindersegen im bäuerlichen Haus und je mehr Kinder um den Stubentisch herumwuzeln, desto größer die Freude der Eltern, denn »a oanzigs Kind und a oanzigs Fackl soll ma net aufziagn«. Der Bauer im Chiemgau sieht nichts lieber, als wenn Buben und Dirndln sich aneinanderreihen wie droben in der guten Kammer die Edeläpfel und die Edelbirnen auf dem Kastensims. Solches illustriert in der »Bayerischen Heimat« Wilhelm Schulter, der, wie er schreibt, von Zeit zu Zeit in geschäftlichen Angelegenheiten beim Endlinger zukehrte, der am Nordufer des Chiemsees seinen Hof bewirtschaftete. Als er wieder einmal beim Endlinger Lenz vorsprach und ihm zum Abschied sein Lob aussprach über den trefflich instandgehaltenen Hof und die besondere Verwunderung über seine, nicht minder stattlich und sauber gebliebene Bäuerin, da antwortete der Lenz:

»Gell, mei Bäuerin! Zwölfe hab i obazügelt davo, aba, dö is no als wia a Junge!«
Eine kinderlose Ehe ist dem Bauern wie ein Acker ohne Frucht und wie eine »verheiratete Jungfrau«. Ein Weib ohne Kinder ist und bleibt nicht nur ein offenes Wundmal im bäuerlichen Eheleben, sondern auch in der Staatswirtschaft, denn: Leere Wiagna in dö Bauernstubn bringen ganze Länder um.
Eine solche Wunde zu heilen, bemüht man sich im bäuerlichen Haus nach Möglichkeit. Man nimmt ein fremdes Kind an Kindesstatt an, hoffend, daß dafür der Kindersegen sich einstellen werde. Fruchtbarkeitsamulette wurden von den kinderlosen Frauen getragen, und manche wächserne Kröte wurde zur Erlangung der Fruchtbarkeit als Votivopfer an Wallfahrtsstätten niedergelegt. In altgermanischen Zeiten haben im gleichen Sinne Kröten, die ihrer Fruchtbarkeit willen als mit ungewöhnlichen Kräften begabt galten, darum nur zu bestimmten Zeiten getötet werden dürfen.

Schmach der Unfruchtbarkeit

Gerne nahmen Frauen, um von dem Unsegen der Unfruchtbarkeit erlöst zu werden, mit einem Gebet ihre Zuflucht zur hl. Mutter Anna:
»Oh, du Ehrwürdige Mutter Sankt Anna! Ich grüße dich und wünsche dir Glück und Heil wegen der großen Gnaden, so dir vom Himmel herab kommen seynd. Dem lieben Gott hat es gefallen, dich von der Schmach der Unfruchtbarkeit zu erlösen und dich mit der alleredelsten Frucht schwanger zu machen. O du allerkeuschester Leib der allerkeuschesten Mutter Anna, ich bitte dich, erlöse auch mich von der großen Schmach der Unfruchtbarkeit. O du Ehrwürdige Mutter Anna, ich bitte dich durch die große Ehr, so dir Gott

erzeigt hat, erbarme dich über mich und sey meine Fürbitterin bey Gott, laß meinen Leib mit einem Kindt empfangen, meinen Leib gleich dem eines Weibes machen. Amen.«
Die Furcht vor bösen Dämonen ist noch immer weit verbreitet. Ich nenne als Beispiele das Verbot für die werdende Mutter, das Spinnrad zu treten, »um dem Kind keinen Strick zu drehen«, das Verbot, unter einer Wagendeichsel oder unter einer Wäscheleine durchzukriechen, auch über nichts hinwegzusteigen, damit sich die Nabelschnur nicht verwickle. Eine werdende Mutter soll sich, so sagt der Volksglaube, an nichts Häßlichem »versehen«, damit dieses Häßliche nicht am Körper des Kindes zum Vorschein komme. Niemals soll die rechte Hand der Mutter im Augenblick des Erschreckens sich an den Leib legen, damit nicht das Kind an seinem Leib ein Mal, zum Beispiel ein Feuermal bekomme. Eine hoffende Bäuerin darf nicht beim Saustechen zuschauen, »weil sonst das Kind ein Mörder werden würde«, sie darf keinen Wagen schmieren, »weil sonst das Kind unsauber wird«, sie soll kein zusammengewachsenes Obst essen, »weil sie sonst Zwillinge bekommt«. Hingegen:

> Glust nach Gottesgab
> macht der Frucht kein Schad.

Darum ist Frauen in gesegneten Umständen unter anderem gestattet, ihr Verlangen nach Früchten in jedem fremden Garten zu stillen. »Kann ein Glustn nicht gestillt werden und spuckt statt dessen die angehende Mutter vor der Haustür aus, dann wird das Kind ein Muttermal bekommen in der Form dessen, wonach es die Mutter gelüstet hat.« Hat das Kind punktförmige schwarze Muttermale, dann weiß man, »daß der Glustn der Mutter nach Weinbeerl gegangen war«. Ist »die Gebärmutter aus dem Häusl«, so zeigt sich dieses in Krämpfen ab. »Man gibt dann in ein feuerfestes Haferl

Federn von einer schwarzen Henne, zündet sie an und stellt das Haferl unter das Bett, in das man sich legt. Eine halbe Nußschale voll Schmalz auf dem Nabel und der aufsteigende Rauch der verbrennenden Federn lösen die Krämpfe.« Während der Hundstage ist für die Eheleute überhaupt »geschlossene Zeit«, weil in diesen Hundstagen allerlei Fieber und teuflische Mächte umgehen.

Dirndl oder Bub? Das ist die brennende Frage, die über der Erstgeburt schwebt. Dazu versicherte mir eine alte Hebamme, daß eine Empfängnis bei zunehmendem Mond Buben, bei abnehmendem Mond Madln ergebe. Hat die Mutter viel Sodbrennen, dann kann das nur daher kommen, »daß lange Haare auf dem Magen aufliegen, ergo ein Mädchen zum Vorschein kommen wird«. Alter Aberglaube ist, das Geschlecht des zu erwartenden Kindes beeinflussen zu können: »Wird ein Stammhalter gewünscht, dann trocknet man die hodenförmigen Knollen des Knabenkrautes und gibt sie pulverisiert dem Mann in den Wein, um ein Mädchen zu erhalten, die weibliche Wurzel der Pflanze.«

Sicher ist, so sagt man, daß in dem Haus, auf dessen Dach ein Storchenpaar sein Nest gebaut, Kindersegen kommen wird. Das Kind holt nach Volksmeinung der Storch, der hl. Gewittervogel, aus dem Wasser, dem Träger allen Lebens. Bei uns daheim hatte die Frau Spetzler, die Allerweltshebamme, die Kinder aus der Quellentiefe einer Gumpe im Prienfluß herausgefischt. Ich bin als Mädchen oft an dieser hinter der Turnschule gelegenen Gumpe gestanden und habe in dem glasgrünen Gumpenwasser nach den Kindern gesucht. Auch die »drei Fräulein« aus dem Schloß auf dem Berg, das man zwar nie sehen konnte, brachten für uns Kinder die kleinen Kinder:

Die eine spinnt Seiden,
die andere wickelt Weiden,

die dritte geht zum Brünnelein,
findt ein goldiges Kindelein.

An den alten Volksglauben, daß die kleinen Kinder aus dem Wasser kommen, knüpft der früher gerne gebrauchte Spruch an: »Ja, damals, als das war, da bist du noch mit den Staunzn (Wasserstechmücken) geflogen!«

Das böse Leid

Den Geburtsvorgang nannte man im Volke »das böse Leid« und die Hebamme, die die Geburt leitete, das »Loadwei«, auch »s'schiach Wei«. Furcht vor den dem Menschen feindlich gesinnten Dämonen ist eine Erscheinung auf der ganzen Erde, sowohl bei den primitiven Völkern als auch bei den kulturell höher stehenden der Vergangenheit und der Gegenwart. Ganz besonders tritt diese Furcht und die Bemühung um Abwehr der feindlichen Mächte zu den wichtigsten Zeitpunkten im menschlichen Leben, wie Hochzeit, Geburt und Tod, zu Tage. Darum steckte der Knecht oder der Bauer selbst auf dem Gang um die Hebamme etwas Geweihtes in die Tasche, ein Palmpelzl, Dreikönigsbrot oder Dreikönigssalz oder ein Skapulierfleckl, damit weder der Teufel noch böse Menschen einen schädlichen Einfluß auf die Geburt ausüben konnten. Drei Monate, bevor die angehende Mutter »nach Rom reist«, trug sie eine geweihte Medaille um den Hals, damit ihr die Hex während der Entbindung nicht ankonnte. Rückte die Zeit der Entbindung nahe, dann fragte man gerne: »Wann gibts Erbsn?« Die Erbse war Donar, dem Gott der ehelichen Fruchtbarkeit heilig. Um eine leichte Entbindung zu haben, ließ man einen Schimmel, Wotans glückbringendes Tier, aus der Schürze fressen. Zur Entbindung selbst legte die werdende Mutter, in ein weißes Tüch-

lein eingebunden, geweihte Birkenreiser von einem Fronleichnamsaltar oder eine Reliquie unter das Kopfkissen.
Nachdem es in der Wochenbettzeit um die Mutter nur so wimmelt von Hexen und Druden, tat man gut daran, an die Tür der Wochenstube einen aus Wachsdocht geformten Drudenfuß zu nageln, wie auch der Bettlade und der Wiege mit Kreide ein Drudenhax angezeichnet sein sollte. Zur Erlangung einer guten Entbindung half auch das »Kapuzinerbrot«, ein zu diesem Zweck im Kapuzinerkloster in Schmalz gesottenes Stück Brot.
Um während der Geburt die Dämonen von der Wöchnerin fernzuhalten, wand man ihr um das Handgelenk und um den Stiel ihres Löffels Wachs von einem geweihten Wachsstock von dämonenbannender roter Farbe, oder man ließ einen geweihten Wachsstock brennen. Man konnte auch, um die bösen Geister zu vertreiben, die Kindbetterin »niedergsegna«, indem man mit einer brennenden geweihten Kerze kreisende Bewegungen über dem Mutterleib machte. Um den Hexen und Druden schon gleich den Zutritt zur Wöchnerin zu verwehren, steckte man ein scharf geschliffenes Messer mit der Schneid nach oben in das Kopfende der Bettlade, oder man legte einen Degen oder ein spitzes Messer so in das Bett der Wöchnerin, daß die Spitze herausschaute und die bösen Krankheitsgeister sich an ihr aufspießen mußten. Verlor die Gebärende während der Geburt viel Blut und war keine ärztliche Hilfe zur Stelle, dann nahm man eine silberne Münze, drückte die Hand fest zu und betete dazu drei Vaterunser. Damit das Blut schon gleich nicht laufend werde, mußte die Wöchnerin drei Tage lang mit eingezogenem Daumen liegen.
War die Geburt besonders schwer, dann glaubte man, daß die Drud schon in der Wochenstube regierte, und es empfahl sich, das Haus vom Geistlichen ausräuchern zu lassen.
War das Kind geboren, dann galt es erst recht, das Kind vor

den Hexen zu schützen. Als besonders wirksamer Schutz galt eine Segnung mit dem »Benediktinerkreuz«.
Ist das Kind mit einem Feuermal zur Welt gekommen, dann muß man ihm sofort nach der Geburt die Nachgeburt einer ersten Wöchnerin auflegen. Die eigene Nachgeburt muß vergraben werden, darf aber erst am dritten Tage nach der Geburt aus dem Hause kommen. Oder, man wirft die Nachgeburt in fließendes Wasser, das schwemmt das Dämonische, das »Unreine« fort.
So lange das Kind nicht getauft war, zündete man bei der Kindbetterin sechs Tage hindurch mit beginnender Dämmerung die Kommunionkerze an, sonst wäre einmal in der Dunkelheit das Kind von den Neidhexen ausgewechselt worden. In der Nacht hätte nämlich der böse Feind neben das Kind ein ähnliches Kind gelegt. Erwachte nun die Mutter in der Nacht und griff ihr eigenes Kind, dann war es gut. Hatte sie aber versehentlich nach dem anderen Kind gegriffen, dann war das eigene verschwunden und sie hatte statt dessen einen »Wechselbalg« oder »Kielkopf«, ein Kind, das klein und elend blieb und höchstens ein Alter von zehn bis zwanzig Jahren erreichen würde.
Beim ersten Kind durfte der Kindsvater nicht in der Kammer der Wöchnerin schlafen, weil sonst die Drud das Kind geholt hätte. Allein jedoch sollte die Wöchnerin nicht schlafen, damit die bösen Geister nicht Gewalt über sie bekämen. Auch tagsüber sollte sie nicht allein sein. Ehe das Kind nicht getauft war, durfte es die Mutter nicht küssen, weil sonst die Milch versiegt wäre.
Gleich nach der Geburt legte man dem Kind zum Schutz gegen Fraisen oder Gehirnkrämpfe das aus feinster Leinwand gefertigte und mit Heiligenbildern verzierte Fraisenhäuberl an. Litt das Kind an Fraisen, dann suchte man Hilfe bei einem »Frais-Brief«, der begann: »Im Namen Gottes, des Vaters, des Sohnes und des hl. Geistes. Amen. Das wollt

Gott, der Herr Christus, heut auf diesen Tag, auf daß ich alle siebenundsiebzig Fraiss tödten möge . . .« Dieser Fraisbrief, der sich in mancher Familie von Generation zu Generation vererbt hat, wurde den Fraisenkranken dreimal vorgelesen. Wer bei der Lesung anwesend war, betete kniend sieben Vaterunser und sieben Ave Maria sowie den Glauben an Gott. Sprach man über dem Neugeborenen gleich das Taufgebet, dann konnten ihm die Dämonen nichts mehr anhaben. Wollte man die Nabelschnur des Kindes verbrennen, dann hatte sich die Mutter zu diesem Zweck schon vor ihrer Niederkunft geweihte Kohlen vom Karsamstagsfeuer bereit gelegt. Oder, die Nabelschnur wurde verknüpft und als sogenannte »Weisheitswurzel« im Taufzeug aufbewahrt, bis das Kind sechs Jahre alt war. Vor Eintritt in die Schule mußte dann das Kind die geknüpfte Nabelschnur auflösen, dann würde es in der Schule gut lernen. Mein Gewährsmann, der Kräuterbischof von Traunstein, erzählte mir, daß er sich sehr wohl daran erinnere, wie die Mutter vor seinem ersten Gang in die Schule zu ihm sagte: »Da hast a Weisheitswurzl! Beiß's zsam, nacha werst recht gscheit.«

Von Taschen und Gschnoat

War ein Mädchen zur Welt gekommen, dann hängte man gerne zur Benachrichtigung der Nachbarschaft an der Haustür sogenannte Taschen, das sind Dachziegel, aus. Auch wurde der »Mahlbaum« von der Hochzeit her umgeschnitten, und die Baumsetzer bekamen nichts. War dagegen ein Stammhalter eingetroffen, dann kamen die Burschen zu heimlicher Nachtstunde, schnitten den von ihnen zur Hochzeit gesetzten Mahlbaum um und nahmen ihn mit. Einige Wochen später erschienen sie wieder mit dem »Gschnoat«, mit einer aus dem Mahlbaum geschnittenen Bretterladung, die, auf Tannengrün gebettet, von einem geschmückten Ochsenvierergespann angefahren und dort, wo der Mahlbaum gestanden, abgeladen und kreuzweise aufgeschichtet wurde. Der Knecht, der zur Geburt des Stammhalters »dös schiach Wei« geholt hatte, bekam ein Extrageschenk von 10 Mark.

Manchenorts war es üblich, bei der Geburt eines ersten Kindes einen Baum zu pflanzen, für einen Buben einen Apfelbaum, für ein Mädchen einen Birnbaum. Mit diesem »Lebensbaum« verknüpfte man das Gedeihen des Kindes. Nie durfte von ihm etwas abgeschnitten werden, weil man dadurch dem Kinde die Schlafruhe abgeschnitten hätte.

Die ersten drei Tage nach der Entbindung durfte niemand die Wöchnerin besuchen, denn es hätte unter den Besucherinnen eine Drud sein können. Als ersten Besuch sah man am liebsten eine Mutter, die Wochen vorher geboren hatte, denn das brachte Glück ins Haus, weil sie von ihrem eigenen »Vürigsegna« noch geweiht war. Um sich dieses Glück zu sichern, hatte die Wöchnerin lange vor ihrer Niederkunft sich bei einer in Frage kommenden Bekannten ihren ersten Wochenbettbesuch erbeten. Beim Eintritt in die Wochenstube wurde die Wöchnerin mit Weihwasser besprengt. In das erste Kindsbad, das »Rumplbad«, über das man das Kreuz schlug und dem Weihwasser hineingegeben war, wurde ein Geldstück geworfen, damit es dem Kind später nicht an Geld mangeln würde.

Notgetauft von Gott getauft

Ehe das Kind nicht getauft war, durfte man ihm kein Weihwasser geben, ausgenommen zur Nottaufe. Notgetaufte Kinder galten als von Gott getauft.

Wo es der Brauch war, daß immer vier Nachbarinnen einem

bestimmten Haus in allen Schickungen des Lebens zur Seite stehen, dort fanden sich gleich nach der Geburt die vier Nachbarinnen ein, um mit Rat und Tat, meist aus dem Schatz ihrer eigenen Erfahrungen, beizustehen. Die Sorge war natürlich die Fütterung des Kindes, denn »Kinder und kloane Fackl ham allaweil lare Sackl«. Es machte nichts, wenn das Kind wieder erbrach, denn »schbeibade Kinder san bleibade Kinder«.

Gevatterbitten

Damit dem kleinen Erdenbürger möglichst rasch das »schwarze Seelnfleckerl« weggewaschen wird, trägt man ihn ehestens zur Taufe. Schon, als das Kind im Mutterleib sich zu rühren begann, gingen die angehenden Kindseltern, ausgerüstet mit einem Geschenk, oft war es ein Kaffeegeschirr, zu Verwandten oder Freunden ins »Gevatterbitten«, also um einen Taufpaten für das zu erwartende Kind zu gewinnen. Meist hatten sich die gewünschten »Gvatterleut« schon bei der Hochzeit oder sonstiger fröhlicher Zusammenkünfte von selbst angetragen. Nach dem Gevatterbitten werden die Kindseltern mit einem Mahle bewirtet.

»Patenschaft baut eine Stufe in den Himmel.« Sie anzunehmen ist eine Ehre, die kaum einmal und nur aus ganz triftigen Gründen abgelehnt wird. »Fällt jemand vor deinen Füßen zusammen, dann kannst du Gift darauf nehmen, daß du einen Gödn bekommst, den du aus der Taufe heben mußt«, hieß die Volksmeinung.

Die Taufpaten, Göd und Godn genannt, nehmen in der bäuerlichen Familie einen wichtigen Platz ein. Sie sind der getreue Ekkehard ihrer Taufkinder. Sie werden in allen wichtigen Familienangelegenheiten zu Rate gezogen und vertreten im Falle des Ablebens der Eltern bei unmündigen

Kindern deren Stelle, ein Amt, das sie mit vorbildlicher Treue und Gewissenhaftigkeit führen. Die Sorge erstreckt sich noch auf die Verheiratung ihrer Godnkinder.
Lag ein Kind im Sterben, wurde die Godn geholt, dann starb das Kind leichter. Auch trug man früher, wenn ein Kind am Sterben war, einen Löffel als Opfergabe in die Kapelle, wie einst beim Opferdienst Speisen und Getränke mit einem Löffel verteilt wurden. Bei der Beerdigung des Kindes geht die Godn im Leichenzug mit der engsten Verwandtschaft und beim Leichengottesdienst als erste zum Opfern. Die Paten kommen gleich nach Vater und Mutter und haben nach denen als die Nächsten für das verstorbene Kind zu beten. Diese innige Zugehörigkeit zur Familie währt bis in den Tod, und ich kann mich nie einer stillen Ergriffenheit erwehren, wenn ich daran denke, wie mein hochbetagter Vater in seiner Sterbestunde mit einem Vaterunser seiner Taufpaten dankend gedachte. »Früh verstorbene Kinder leuchten als Sterne am Himmel«, sagt der Volksmund.

Wenn eine Kindbetterin starb

Kam eine Kindbetterin zum Sterben, dann mußte man ihr in die Bettlade Weihwasser mit einem geweihten Palm stellen, damit sie ihr Kind segnen konnte. War sie gestorben, dann mußte die Person, die die Pflege des Kindes übernahm, anstelle des Kindes ein Mangelholz oder einen Nudelwalker in das verwaiste Bett legen, sonst konnte die Mutter nicht ruhen. Auch legte man auf das Mutterbett sechs Wochen lang ein Schüsselchen und einen Löffel dazu, damit die Mutter ihr Recht auf dasselbe hatte und darinnen ruhen konnte, wenn sie in der Nacht ihr Kind besuchen kam. Für diese Besuche mußten ihr auch Pantoffeln unter das Bett gestellt werden. Dem Kind durfte man acht Tage hindurch abends sein Bett nicht aufbetten, weil es ihm die Mutter machte. Hatte die Wöchnerin vor ihrem Tode besonders schwer leiden müssen, dann bekam sie auf dem Totenbett einen Brautschleier. Bei ihrer Beerdigung gingen ihre eigenen Kinder und die Kinder der Nachbarschaft in weißen Kleidern.

Der Taufgang

Zum Taufgang steckte die Godn ihrem Taufkind ein paar Blümchen aus dem Hausgartl oder vom Blumenstock am Fenster, auch einen Rosmarinzweig in das Taufkleid. Der Duft sollte die Unholden vom Kinde fernhalten. Auch die Godn trug zuweilen zum Taufgang einen Rosmarinzweig bei sich. Kamen die Paten zum Taufgang in das Haus, dann mußte, falls es sich um ein Mädchen handelte, die Patin ihre Handschuhe dem Kind auf die Wiege legen, der Pate einem Buben den Hut. In ihrem schönsten Gewand geleiteten die Paten das Patenkind zur Kirche. Nichts durfte an diesem Gewand schmutzig oder zerrissen sein, damit das Kind nicht ein unsauberer, unordentlicher Mensch werde. Der Pate verpflichtete sich sogar, ein neues Hemd anzulegen und vor der Taufe auf den Abtritt zu gehen, damit das Kind kein Bettnässer werde.
In die Fatschn, das Taufkissen, band die Hebamme dem Täufling den für den Buben in blaue, für ein Mädchen in rosarote Seidenbändchen eingenähten »Tauftaler«. Es war dies mit Vorliebe ein »Frauentaler« oder ein »Rittertaler« mit dem Bilde des hl. Ritters Georg. Er war Schutz und Schirm gegen Zauberei und half zum »gach'n Glück« und »um a schnells Vermögn«. Die Godn band noch ein Brotschnittl in die Fatschn ein als Schutz gegen die Hexen und die bösen Geister und auch, damit das Kind, wenn es

erwachsen sein würde, nicht am Nötigsten Mangel leiden müsse. Schon frühzeitig wurde die Taufkerze besorgt, die man sich am liebsten schenken ließ, »weil dann das Kind bitten und danken lernen wird«. Ledige Mütter baten ihre Freundin um die Taufkerze. Niemals durfte diese abgebrochen werden, weil sich sonst das Kind einmal ein Bein brechen würde.

Böller oder Flintenschuß

Ehe Hebamme, Pate und Kindsvater mit dem Täufling den Gang oder die Fahrt zur Kirche antraten, sagte die Hebamme zur Mutter:
»In Gotts Nam, tragn mir 's Kindl iatzt zum Taufa. Muatta, bist einverstandn?« Diese bejaht mit Stolz, während der Pate behutsam seine Hand über dem Köpflein wölbt, auf daß Kraft und Art, um derentwillen die Patenwahl auf ihn gefallen, in das Kind ströme. Drei Böller, von nachbarlicher Hand abgefeuert, kündeten den Taufgang eines Stammhalters an, ein blinder Flintenschuß an das Stadeltor den eines Mädchens. Solche Bevorzugung des Knaben vor dem Mädchen kannte schon das Altertum, das dem Mann meist größere Rechte zusprach als dem Weib.

Die Ledigen hießen oft Adam

Zur Taufe trug das Kind das »Chrisenhemd« (von Chrisam). Als besonderes Glück betrachtete man es, wenn das Kind die »Ehtauf« oder »Neutauf« mit dem »Pfingstwasser«, dem zu Pfingsten erneuerten Taufwasser, empfing. Der glückliche Vater legte in diesem Falle gerne einen harten Taler zu den üblichen Taufgebühren auf den Tisch. Ledige Kinder sollten

die »Neutauf« nicht bekommen, »weil es sonst gerne schauerte und hagelte«. Bei der Namengebung war noch in meiner Jugendzeit in kinderreichen Familien das »Nachtaufen« üblich, das heißt, das Kind erhielt den Namen des vor ihm verstorbenen Brüderchens oder Schwesterleins. Ledige Kinder wurden meist mit Bezug auf den ersten Sündenfall auf den Namen Adam oder Eva getauft, wobei ihnen wenigstens der Trost auf ein mit diesem Namen verbürgtes langes Leben blieb. Vergißt der Priester ein einziges Wort aus den Taufgebeten, dann wird das Kind eine Drud, oder, wenn es ein Bub war, dann »ging er mit dem Moschei«, das heißt, er sollte mondsüchtig werden. Sah sich der Täufling während der Taufe lebhaft in der Kirche um, dann würde aus ihm einmal ein geistlicher Herr werden. Schlug während der Taufe die Kirchenuhr, dann sollte das Kind sterben.
Nach Beendigung der Taufzeremonien trug die Hebamme das Kind dreimal um den Altar und von da zum »ahngartln« an das Familiengrab, den Garten der Ahnen, um ihnen den Täufling als neuen Sippenzuwachs vorzustellen.

Das Kindleiwoacha

Die Blumen im Taufkissen werden auf das Grab gelegt und im Namen des Täuflings einige Vaterunser für die aus der Sippe Verstorbenen gebetet. Dann ging es ins Wirtshaus zum »Kindleiwoacha«, wo der Pate, der Taufe und Hebamme bezahlt, einen kleinen Imbiß, das »Kindlmahl« spendiert. Während der Held dieser festlichen Stunde auf der nächsten Tischplatte unter der Obhut der sumsenden Stubenfliegen seine ersten Erdenträume träumte und die kleine Festversammlung ihre Freude tapfer mit Bier begoß, schlichen sich Burschen in die Wirtsstube, stahlen das Kindl und trugen es in das nächste Wirtshaus. So mußte die Taufgesellschaft zur

Heimkehr erst das Kind suchen und, wenn sie es gefunden hatte, den Burschen die Zeche bezahlen. Eine Verordnung vom Jahre 1661 verbot, daß beim Taufgang in jeder Schenke angehalten werde, weil dabei oft die Täuflinge verloren gingen.

Der Platz des Schutzengels

In respektvoller Haltung vor dem künftigen Herrn des Hofes empfängt die Dirn unter der Haustür mit Salz und Brot die von der Taufe Heimkehrenden. Vom Salz, dem Sinnbild der Klugheit, streut sie dem Kind auf das Köpflein, das Brot bricht sie über dem Kind, auf daß es ihm im Leben nie daran mangle. Darauf begab man sich in die Wochenstube, wo gemeinsam ein Vaterunser und der Glaube an Gott gebetet wurden. Dann übergab die Hebamme das Kind seiner Mutter, die es mit Weihwasser besprengte und segnete. Mit dem Täufling war der Schutzengel des Kindes in das Haus gekommen. Von nun an durfte sich niemand mehr an das Kopfende der Wiege stellen, da das der Platz des Schutzengels war.
Nach der Taufe wurde der vom Paten gespendete Tauftaler dem Kind in die Wiege gelegt. War der Täufling einmal erwachsen, würde der Tauftaler als »Schatztaler« an der Uhrkette oder am Miedergeschnür hängen.
Damit Hex und Drud und sonstige böse Geister Mutter und Kind nichts anhaben konnten, wurde am Bett der Wöchnerin und an der Wiege des Kindes eine geweihte Medaille, vielfach ein Benediktuspfennig angebracht. Benediktuspfennige, Münzen aus Messing, Silber oder Gold, oft mit der Darstellung einer Teufelsaustreibung durch den hl. Benediktus, galten überhaupt als Schutz und Schirm wider alles Böse. Wo dieser Pfennig über der Tür mit einem alten

Hufnagel angenagelt oder unter der Türschwelle vergraben war, dort konnten Hex und Zauberei nicht eingehen. Der Benediktuspfennig schützte insbesondere gegen den bösen Blick. Leute mit scharfen, stechenden Augen waren an der Wiege nicht gerne gesehen. Versicherte jemand bei Betrachtung des Kindes zu wiederholtenmalen »das ist aber ein schönes Kind!« und setzte nicht dazu »behüt's Gott«, dann war das Kind »beschrien«, dann würde es abnehmen und dem Tode entgegensiechen. Kam während der Zeit, da die Wöchnerin noch »hinten lag«, im Wochenbett in der rückwärts gelegenen Schlafkammer, ein Fremder auf den Hof, so pfändete ihm die Dirn oder die Wochenbettpflegerin seinen Hut, den er durch ein »Dinggeld« auslösen mußte.
Im Zeitraum der nächsten drei Wochen nach der Geburt kamen die Bekannten und Verwandten »ins Wiagn«. War die Bäuerin vom Kindlbett, das in früheren Zeiten aus einem Strohlager bestand, vollständig genesen, dann wurde der »Kindlkirta« oder »Strohkirta« gefeiert. Zu dem festlichen Mahl mit »Strohküachln«, war die ganze Verwandtschaft geladen. Sie kam mit kleinen Geschenkgaben. In Zeiten klösterlicher Zugehörigkeit erhielt die Wochenbetterin eines Zinspflichtigen vom Kloster ein Huhn. Der Zinseinsammler mußte zum Zeichen, daß er das Huhn abgeliefert hatte, den Hennenkopf an das Kloster abliefern. Zum Huhn spendete der Abt einen »Strohwein«.

Das Vürisegna

Im 3. Buch Mosis, 12. Kapitel, steht geschrieben, daß die Mutter nach der Geburt des Kindes als gesetzlich unrein galt, bis sie nach vierzig Tagen und nach Darbringung eines Opfers vom Priester für rein erklärt wurde. Aus diesem Grunde richtete sich die Wöchnerin nach der Geburt des

Kindes für die Kirche zum »vürisegna«. Diesen Gang machte sie in Begleitung einer Frau, weil sonst die Hex mitgegangen wäre. War das Neugeborene ein Bub, dann ging mit der Mutter auch noch ein Knabe, bei einem Mädchen ein Mädchen mit der brennenden Kommunionkerze. Einst band die Hebamme vor diesem Gang zur Kirche der Wöchnerin das »Hexenband«, ein schwarzes Band, um den Leib. Dazu zündete sie eine geweihte Kerze an und zeichnete mit dem Benediktuskreuz ihr das Kreuzzeichen auf Stirne, Brust und Füße mit den Worten:

Ich gsegn dich
mit dem Benediktuskreuz,
ist neunmal gesegnet,
ist neunmal geweiht,
Gott Vater, Gott Sohn,
Gott heiliger Geist.

Ehedem mußte die Mutter an der versperrten Kirchentür durch Anklopfen um Einlaß bitten. Heute wird sie vom Pfarrherrn an der Sakristeitür erwartet und gesegnet. Nun trat sie, einen brennenden Wachsstock in Händen, mit ihm an den Altar. Die Mutter und ihre Begleiterin beteten dabei ein lautes Vaterunser und den Glauben an Gott. Am Altar oder an der Kommunionbank verrichtete der Priester die ritualen Gebete und besprengte die Mutter mit Weihwasser. Die Zeremonie war zu Ende, worauf die Mutter ihr Opfer, in früheren Zeiten unter anderem ein in gelbes Wachs gedrücktes Geldstück, niederlegte.

Angst vor der Hex

Ehe die Mutter nicht vorgesegnet war, durfte sie nach altem Brauch den Stall nicht betreten, weil sonst das Vieh verhext worden wäre. Sie durfte nicht auf dem Feld arbeiten, kein

und wollts, wie das so oft geschehn,
den neuen Weisatwecken sehgn.
Ihr fragt, was soll der Wecken sein?
Ihr Musikanten stimmet ein!
Im Moierhof hat über Nacht
der Storch an junga Bauern bracht.
Das freut die ganze Dorfschaft sehr,
ihr Burschn, druckt's enk alle her,
wir wollen alle fröhlich sein
und ihm ein lautes Vivat schrein.
Tusch.

Alsdann, ihr wollt's mir Antwort geben,
wem dankt das Kindlein wohl sein Leben?
So wünschen wir zu dieser Stund
der Mutter einen guten Gsund,
daß sie noch lange leben möcht
in aller Schönheit, so wärs recht.
Drum sei auch ihr jetzt mit Bedacht
ein wirklich lautes Hoch gebracht.
Tusch.

Ihr Burschen, lost's mir weiter zua,
ein Vater ghört wohl auch dazua.
Und darum soll bei unserem Schrein
der Bauer nicht vergessen sein.
Er schaugt scho aus als wia das Lebn,
da werds no mehra Kinder gebn,
und allawei wern mir omarschiern
und eahm zum jüngsten grataliern.
Iatzt sag i no – i tua net spaßn,
er werd si wohl net lumpn lassn
und uns auch wohl traktieren hier
mit einem Fassl gutem Bier.

Ihr Burschen, alle, stimmt's mit ein,
Dem Bauern soll ein Vivat sein!
Tusch.

(vom Samerberg.)

Nun wird der Wecken mit Vorsicht und größter Umständlichkeit abgeladen, ins Haus getragen und im Flötz niedergelegt. Es kann aber auch sein, daß er direkt zur doppelflügeligen Haustür hineingefahren wird. Geht es nicht zweispännig, dann werden eben die Ochsen oder Rösser hintereinander gespannt. Liegt die Hoftür in gleicher Richtung mit der Haustür, dann wird gleich wieder bei der Hoftür hinausgefahren und der Weisatwecken im Hof abgeladen. Der Kindsvater spricht seinen Dank aus, und dann fällt das Wort, auf das die Burschen warten wie das sommerlich dürstende Feld auf den Regen: »Iatz genga ma zum Bier.«

Ob nun der Weisatwecken im Hausflötz oder im Hof liegt, seine Beschau ist das Ziel aller, und wenn endlich des Schauens und des Bewunderns genug getan ist, dann geht er seiner letzten Bestimmung entgegen, der Verteilung an die Bedürftigen im Dorfe.

Einem Weisatwecken in bescheidenerem Ausmaß begegnete ich vor einigen Jahren auf einer Radtour, und zwar auf der Straße zwischen Rabenden und Wasserburg. Die Burschen transportierten ihn, der immerhin eine Länge von zwei Metern hatte, auf einem zwischen zwei Fahrräder gelegtem Brett. Dem Wecken waren allerlei Liebessymbole aufgebakken, zwei schnäbelnde Tauben, ein Herz, ein Nest mit Eiern und, Hand in Hand, ein Bub und ein Dirndl. Als Schmuck trug der Weisatwecken mit blauen Seidenbändern aufgebundenen Rosmarin. Musikbegleitung war eine Ziach. Ich schloß mich der festlichen Gesellschaft an, und wir mündeten in einem am Straßenrand gelegenen Häusl, wo die beglückte Mutter schon hinter den Fenstervorhangln nach dem

Wecken Ausschau hielt. Ein pausbäckiger Bub füllte die Wiege.

Semmelbeißen und Kindlbrot

Etwa drei Wochen nach Abschluß der Weiserei fand der »Kindlkirta« oder »Weisatkirta« statt. Die Kindseltern, deren Geschwister, die Godnleut, die Ehhalten im Hause und die Nachbarn nahmen an dem festlichen Mahl teil, das so festlich wie an Kirchweih war, daher die Bezeichnung »Weisatkirta«. An diesem Tag brachten die Gvatterleut das letzte Weisat, bei dem, wenn es nicht schon vorher gegeben war, das »Godnschüsserl« überreicht wurde, ein zinnenes Eßgeschirr für das Kind. Dazu kam ein silberner Löffel, damit das Kind nicht »salfern«, keinen Speichelfluß bekommen sollte. Höhepunkt beim Weisatkirtamahl war, sowohl für die kleinen, als auch für die großen Kinder, das »Semmelbeißen«. Die vier dem Hause zunächststehenden Nachbarinnen hatten handgroße, semmelartige Weißbrotlaibl, das »Kindlbrot«, gebacken. Nach dem Backen wurde aus den Laibln die weiche »Molln« herausgenommen und der Hohlraum mit Kletzen und Kletzenbrühe gefüllt. Jedes Kind aus der Nachbarschaft erhielt solch eine leckere Semmel. Mit der Zeit wurde das »Kindlbrot« nicht mehr selbst gebacken, sondern man kaufte die Semmeln beim Bäcker. Statt der gekochten Dörrzwetschgen und -birnen goß man Schnaps in die ausgehöhlten Semmeln, und mit der aus der Semmel herausgestochenen Molln stopselte man die Schnapssemmel wieder zu. Eine solche Schnapssemmel erhielt auch bei einer Kindsleiche der Trücherltrager und der Kreuzlträger.

Schnullerprügel und Duzln

Und einmal tritt nach all der Festlichkeit wieder der Alltag in seine Rechte ein und mit ihm die Sorge um das Gedeihen des Kindes. Da war der tägliche Bedarf an Schnullern oder Duzln, auch »Baunzn« genannt, zu decken. Hierzu wurden die »Schnullerprügel« gebacken, Stangen aus Semmelteig zum Aufreiben. Die beim Aufreiben anfallenden Schnullerbrösln wurden den Vögeln gestreut, weil auch sie, wie später das Kind, in die Fremde zogen. Das aufgeriebene Brot wurde eingeweicht und mit viel Zucker wie eine Zwiebelknolle in den Duzlhadern eingebunden. Die Schnuller dienten vor allem dem Säugling, wenn er nachts unruhig wurde, zur Nahrung, die Mutter brauchte dann nicht zu stillen. Vier bis fünf solcher Duzln wurden für die Nacht gerichtet. Ganz gewissenhafte Mütter kauten die Schnullerfüllung mit ihrem Speichel ein und behaupteten, daß kränkliche Kinder nur darum kränklich seien, weil die Mutter zu faul gewesen war, die Schnuller einzukauen. Die Mütter rühmten sich, daß sie ihre Zähne nur darum so früh verloren hätten, weil sie für zehn, zwölf oder gar noch mehr Kinder die hatten Duzln einkauen und den dazu gehörigen Zucker zerbeißen müssen. Um das Kind vor den Dämonen zu schützen, nähte die Mutter vom Ostergeweihten etwas in ein Säcklein ein und legte dieses in die Wiege. Auch Brot in der Wiege sowie die Wurzel vom Aronstab bannten die Hexen. Stahl half gegen das Austauschen der Kinder durch die Hex, darum legte man in die Wiege ein Messer. Damit die Hex nicht hereinkommen konnte, legte man den Brotlaib verkehrt in die Tischschublade. Konnte ein Kind nicht zur Ruhe kommen, dann legte ihm die Mutter grüne Birkenreiser unter das Kissen. Über eine Wiege durfte man nie hinwegspringen, da das Kind sonst klein bleiben würde. Niemals durfte man eine leere Wiege wiegen, sonst wiegte man eine »Schrätling«, einen Kobold. Immer hatte die Mutter ein Lied bereit, das Kind in den Schlaf zu singen, zum Beispiel mit dem Lied vom alten Klausner:

Der Klausner hockt auf der Stiagn,
hilft seiner Altn 's Kind eiwiagn,
singt eia popeia,
schlaf mei herzigs Kindelein,
und wenn i stirb, ghört d' Klausn dein,
drum, tua net so schrein.

Der Klausner hat zwanzg Zähnt im Mäu,
dö san ganz hohl, dö san ganz fäu,
danebn a große Lucka.
Dö san ganz braun, dö san ganz hohl,
mit zwanzg Maß Bier werns no net voll,
Der Gaum, der bleibt eahm trucka.

Wann's z'Traustoa eahnan Jahrtag ham,
da kemman d'Klausna allesamt zsam
an der »goldnen Pfortn«.
Da kimmt da Klausna a dazua
und hupft und springt als wia a Bua,
was fragt er nach sein Ordn.

Und mit folgendem »Kindssegen« hielt die Mutter die Drud von der Wiege fern:

Schlaf, Kindl, schlaf,
d'Muatta gibt acht,
daß di dö Drud net druckt
und der Alp net derstickt.
Schlaf!

Hulde, kumm,
Alp, drah di um.

Schlaf nur, schlaf still,
der Butz is auf der Dill,
willst du nicht stille sein,
wird er bald untn sein.

Weinte das Kind, dann beruhigte die Mutter:

Schweig still, geschwind,
mein liebes Kind.
Der Wouzl (Wotan) kimmt
und nimmt dich mit.

Schweig still geschwind
und halt dei Maul,
er ist scho draußt
mit seine Gaul.

Allerhand Aberglauben

Um die Gesundheit der Kinder zu sichern, hielt man in einem Käfig entweder ein Turteltaubenpaar oder einen Kreuzschnabel. Beide Vogelarten zogen die Krankheiten an sich. Erkrankte das Kind dennoch, dann mußte man seine Strümpfe kreuzweise über sein Bett legen. Das verscheuchte die bösen Geister, die die Krankheit gebracht hatten. Zog das erkrankte Kind die Unterlippe ein, legte man ihm eine Schlangenkette (Kreuzotter) um den Hals, oder aber »Peterln«, das waren Samenkerne des St. Peterskrautes. Zahnte das Kind schwer, dann sott man eine Schnecke so lange, bis sie zerfiel. Die übrigbleibenden »Magenzähne«, kleine,

Zizerlbam, Zizerlbam
steht in mein Gartn,
wenn der schö Hansl kimmt,
sagst, er soll wartn.

's Nannei mit'n Pfannei
hat schneeweiße Zahnei
und a Grüawal im Koi,
drum gfallts mir so voi.

I bin a kloana Pumpernickl,
i bin a kloana Bär.
Und wia mi Gott derschaffn hat,
so red i halt daher.

Annamirl, Zuckerschnürl,
flick an Bauern s' Hosntürl,
flicks eam fei schö,
daß er in d' Hochzat kon geh.

Drah di Waberl, Flußpapier,
gstumpfata Besn, tanz mit mir.
Halt a bisserl,
wart a bisserl,
bleib a bisserl steh.
I möcht dir bloß a Busserl gebn,
na derfst scho wieder geh.

Spaziern, spaziern,
Frau, leich mir dei Dirn
zum Waschn, zum Bacha,
zum Butter ausrühren.

Toni, Lemoni, Pomeranzn gugu,
a schwarzs Scherzl Brot
is mir liaba wia du.

Hintern Bam, vödern Bam
sitzn zwoa Hasn,
oana tuat Zithern spuin,
oana tuat blasn.

Annamirl, geh tanz mit mir,
Annamirl, geh, drah di,
Annamirl, wann i di net hätt,
Annamirl, was tat i.

Eisenbahn, Eisenbahn,
Loggamativ,
bal mir koa Geld net ham,
tean ma an Pfiff.

Der Hansl in der Leitn
hat s' Kappi auf der Seitn,
hat Schposcheitl klobn
und hat si an Schipfa eizogn.
Iatzt geht er zum Boda,
und laßt si kuriern,
und laßt si an Schipfa
vom Arsch aussaziagn.

Schuasta, Schuasta,
flick mir d'Schuah,
gib mir s' Leda a dazua,
gibts mir s' Leda net dazua,
bist koa brava Schuastabua.

Kikeriki, Henna friß i,
was i net mag,
schiab i in mein Sack.

Heunt is mei Namenstag,
heunt is mei Tag,
wer mir was schenka wui,
da is mei Sack.

Kloa bin i, kloa bleib i,
groß mag i net wern,
schö rumpert, schö pumpert
wia a Haslnußkern.

Hans Dampf, Nudldrucka,
um an Kreuza Bärnzucka,
um an Kreuza Schindafleisch,
is mei Hansl sei Leibspeis.

Zwetschgenbavesn,
wo seids so lang gwesn?
In Himmi drei Wocha,
d'Muattagottes tuat kocha,
der Peterl tuat schlecka,
kimmt der Engl mitn Stecka,
haut eam aufi auf'n Grind,
daß eam s'Bluat abarinnt.

Pepperl, Schnepepperl
steigt aufi, aufs Steckerl,
's Steckerl bricht o,
und der Pepperl fallt ro.

An die Rolle, die die Finger in uralter Zeit im Rechtsleben der Völker spielten, knüpfen die Abzählreime an den fünf Fingern an:

Das ist der Daumen,
der schüttelt die Pflaumen,
der hebt sie auf,
der trägt sie heim,
der ißt sie alle allein.

Der is ins Wasser gfalln,
der hat'n aussazogn,
der hat'n heimtragn,
der hat'n ins Bett glegt,
der hat'n wieder aufgweckt.

Um achte, ins Bett mach di,
um neune ins Bett eini,
um zehne, ins Bett geh i,
um elfe schreit der Gogerihoh,
um zwölfe laft alles davo.

Und, was die Vögel den Kindern erzählen:

Auf, Auf, sagt der Auf (die Eule).
Is's denn scho Tag? sagt der Rab.
Werd's denn scho grau? sagt der Pfau.
Was denn, sagt die Henn.
So wolln wir roasn, sagn die Moasn.
Mir is's recht, sagt der Specht.
Mir wern uns gwandn, sagn die Antn.
Nur fei g'schwind, sagt der Fink.
I geh zum tanzn, sagt die Wanzn.
Iatzt voran, sagt der Fasan.

I bleib zhaus, sagt die Fledermaus.
I führ den Zug, sagt der Kuckuck.
I fliag voraus, sagt die Nachtigall.
I bin der Mann, sagt der Hahn.
Und iatzt is's gar, sagt der Kasuar.

Mit hauchendem Atem, wie solches schon vor Jahrtausenden im Tempel des Äskulap und der Isis geschah, beschwört die Mutter die kleinen Wunden und Schmerzen des Kindes:

Heile, heile, Segen,
drei Tage Regen,
drei Tage Sonnenschein,
wird bald wieder besser sein,
drei Tag Schnee,
tut schon nimmer weh.

Der Vers besagt, daß die Göttin Heila, die Asin und Ärztin, ihren Segen geben soll.
Und liegt der kleine Patient müde und matt in seinem Bett, dann ist es dort noch einmal so schön, und das Kranksein halb so schwer, wenn die Mutter singt:

Stiglitz, Stiglitz, s' Zeiserl is krank.
Genga ma zum Bader,
laß mir eam a Ader,
reiß ma eam a Federl aus,
mach ma eam a Betterl draus.
Stiglitz, Stiglitz, s' Zeiserl is krank.

Weniger Federlesens macht die Mutter mit den größeren Kindern und ihren kleinen Schmerzen: »Geh nur zua! Vergeht scho, bis d' heiratst.« Mit einem »Helf dir Gott in Himmi nauf, balst runter fallst, kimmst nimma nauf«, segnete die Mutter das Niesen ihrer Kleinen. Gleich nach dem Abendessen mußten die Kinder zu Bett gehen, »weil da der Papst den Segen gibt«. Wollten aber die Augen sich nicht schließen, dann strich die Mutter mit sanftem Finger über die Lider hin:

S'Pechmanndl kimmt mit der Schnur
und ziagt mein Deanderl die Äugerln zua.

Nie durfte das Kind nach Gebetläuten auf der Gasse sein, weil da der »Betläutermo« in einem langen Mantel, mit einem Stock in der Hand und einem langen Sack über der Schulter, die Kinder in den Sack packt und entweder in den Wald trägt oder im Kirchenturm unter die große Glocke steckt. Naschenden Kindern drohte die Mutter:
»Wannst no amal schleckst, nacha kimmt der Gangerl und streut dir Salz aufn Löffi nauf.«
Neugierige Kinder wurden gemahnt:
»Wannst no amal in Kastn neischaugst, nacha hupft der Gangerl außa.«
Und Kinder, die gerne mit Feuer fuchtelten und zündelten, holte dem Volksglauben nach das »Feuermanndl«, das aus dem Ofentürl herausspringt, die Kinder anzündet und sie verbrennt. In den Getreidefeldern wartete die »Kornhex« auf die Kinder, die die Ähren niedertraten, und auf dem Dachboden, auf dem die Kinder nichts zu suchen hatten, lauerte die »Dachhex« auf die Unfolgsamen und warf sie in den Kamin hinein.

Die Schule

Vor dem ersten Schulgang führte in früherer Zeit die Mutter ihren ABC-Schützen in die Kirche, besprengte ihn beim Eintritt mit Weihwasser, machte ihm das Kreuzzeichen und zündete ihm eine Kerze an. Mit dieser brennenden Kerze mußte das Kind an den Altar gehen und dort mit der Mutter drei Vaterunser beten. Dann löschte die Mutter das Kerzenlicht und das Kind legte die Kerze auf den Altar. Beim Verlassen der Kirche segnete die Mutter noch einmal ihre Kinder.

Mit dem Schulgehen begannen dann all die kleinen Ungezogenheiten, die sich in diesem und jenem Vers, der sich von einem Schuljahr zum anderen vererbte, offenbarten:

Sechs mal sechs is sechsunddreißig,
is der Lehrer noch so fleißig,
is der Schüler noch so dumm,
draht der Lehrer s'Steckerl um
und haut den Schüler umadum.

Wer meldt, der prellt, der hat's getan,
Der Stinkate zeigt sich selber an.

Wie vui Uhr?
Dreiviertel auf Schubkarrn,
balst aufsitzt, kannst mitfahrn.
Oder:
Dreiviertel auf Zaustecka,
Balst es net glabst,
kannst mi . . .

Dem Bader wurde nachgebrüllt: »Bodawaschl, hast koan Pfenning Geld im Taschl«, und mit dem Vers

Luthrischa Zipfi,
steig aufi aufn Gipfi,
fahr obi in d'Höll,
bist an Deifi sei Gsell

stritten wir uns mit unserer Handvoll protestantischer Mitschüler. Der Vers, mit dem sie uns Katholiken erwiderten, ist mir merkwürdigerweise entfallen. »Auf Ehr und Seligkeit« schworen wir unsere Schwüre, und mit einem heimlich nachgesprochenen »auf Quer und Säblschneid« entbanden wir uns gleichzeitig von dem vorgesprochenen Schwur.

Jahr um Jahr kam in manchen Familien ein Kind zur Welt, nicht anders als die Frucht auf dem Acker, und mit einem »In Gotts Nam, wachsn teans vo selba«, wurde jeder neue Ankömmling eingereiht.

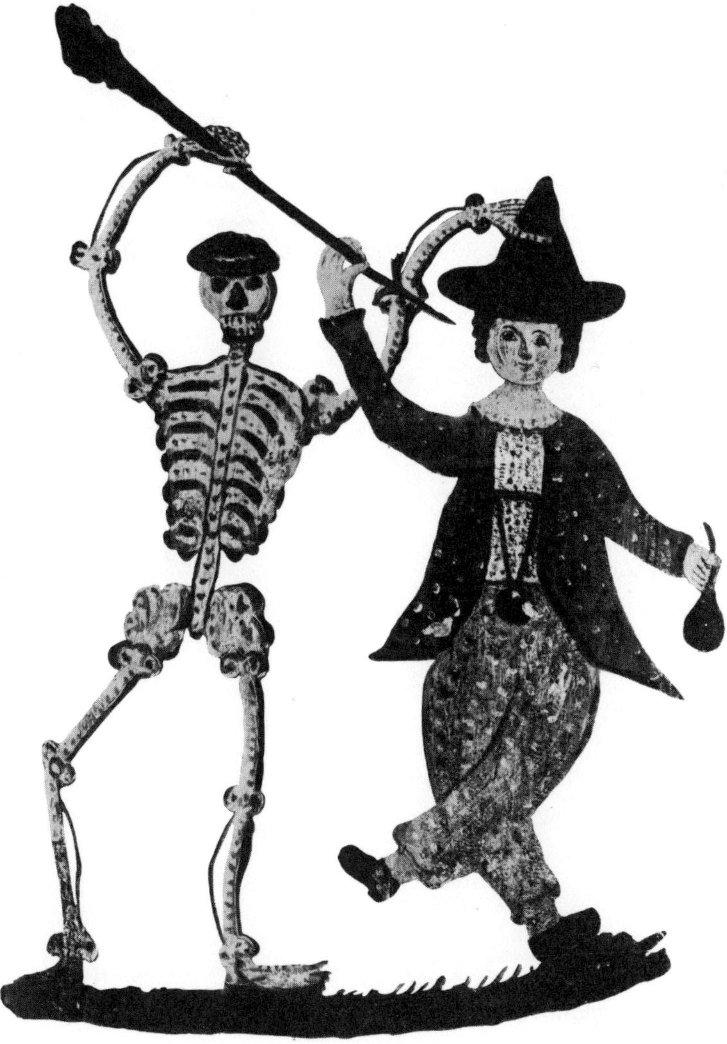

Von der Ewigen Ruh

Der Bauer stirbt

Der Bauer stirbt. Er stirbt, wie Bauern sterben, ohne Zagen und ohne Klagen, denn er weiß, daß zum Leben der Tod gehört wie zur Saat die Ernte, und daß die Frucht vom Baum sich lösen muß, wenn ihre Zeit erfüllt ist. Ruhig und ohne Gedankennot legt er sich auf den »langen Samstag«, den ewigen Feierabend.

Was da um sein Hinscheiden raunt und das ganze Dorf den Atem anhalten läßt, das ist nur das Erschauern der Lebenden vor der Macht des Todes über das Leben. Es erreicht ihn nicht mehr, wie ihn auch nichts mehr bindet an die »Betfreundschaft«, an die Freunde und Nachbarn, die sich zahlreich zum Gebet in der Sterbestube eingefunden haben. Denn, so viele Menschen anwesend sind, wenn ein Mensch das Zeitliche segnet, so viele »arme Seelen« werden dadurch von ihrer Pein erlöst. Daß für den Kranken »der letzte Auffahrtstag«, der letzte Tag vor der Himmelfahrt seiner Seele angebrochen war, das wußte man schon, als sich so viele Leute zum »Versehgang« angeschlossen hatten, denn alles, was unterwegs war, ging mit, um mit dem Sterbenden einen Segen zu bekommen. Auch hatten während des »Versehens« die Kerzen links und rechts vom Allerheiligsten zur Tür hingeflackert, die Krähen waren vor einigen Tagen in dichten Scharen um die Häuser gezogen, während der Wandlung hatte kürzlich die Kirchenuhr geschlagen, der »Totenvogel«, der Waldkauz, hatte in den vergangenen Nächten »gefickt« (Paarungsschrei), und der Hund vom Totengräber hatte vom unteren Dorf zum oberen Dorf hinaufgebellt, alles Künder eines nahenden Todes.

Unter das Kopfkissen des Sterbenden hatte in früheren Zeiten die Pfuscherin dem Kranken das einzige Mittel gegen den Tod, ein Säckchen mit Widertonmoos, gelegt. Aber schon zupft der Kranke auf der Bettdecke herum und »gräbt sich sein Grab«, und man kann dem Sterbenden nichts anderes mehr tun, als ihm einen noch geäußerten Wunsch erfüllen, damit man selbst einmal eine gute Sterbestunde haben wird.

Um dem Hinscheidenden den Todeskampf zu verkürzen, setzte man ein kleines Kind an das Sterbelager, das als unschuldiger Engel die Seele auf raschen Schwingen zum Himmel tragen sollte. Damit der Sterbende sich in den Ausbrüchen des Todesschweißes sich nicht »auflegen« würde, hatte man eine Schüssel mit Wasser unter sein Bett gestellt.

Die Seel' ausbeten

Während die Anwesenden mit leise gemurmelten Gebeten »die Seel' ausbeten«, wurde früher dem Sterbenden von einem der nächsten Angehörigen mit der brennenden Kommunionkerze oder mit der geweihten Hauskerze am Munde »das Licht eingehalten«, damit der böse Feind keine Gewalt über die ausfahrende Seel' bekommen konnte. Um sie noch einige Augenblicke zurückzuhalten, läutete man zum »Seel' ausbeten« zu Häupten des Sterbenden mit dem geweihten Loretoglöcklein. So hatte das Läuten die Seel' in den Himmel hinaufgezogen. »'s Auslöschen is überstandn.« War der Tod während der Nacht eingetreten, dann mußte alles, was im Hause schlief, geweckt werden.

Mit jedem Sterbefall stand in den Überlebenden die Frage auf, wer wird der Nächste sein, der dran kommt, denn immer geht der Tod, so ist der Volksglaube, im Zickzack in die Nachbarschaft, bis die Zahl 3 voll ist. Vom tausendjährigen Kirchlein St. Johann zwischen Siegsdorf und Inzell heißt es, daß sein Sterbeglöcklein unfehlbar dreimal nacheinander einen Toten zu Grabe läutet.

Der Stein im Sarg

Wo das Band der Nachbarschaft besonders innig geknüpft ist, dort betreuen die Nachbarn den Nachbarn nicht nur im Leben, sondern auch im Sterben. Von ihnen empfängt der Heimgegangene seine letzte »Ausrichtung«. Nachbarliche Hände nehmen ihm das Maß zu seinem letzten Gewand, dem Sarg. Nachbarn waschen seinen Leib und hüllen ihn in das Totenhemd oder in sein Feierkleid und betten ihn zu seiner letzten Erdenrast. Unter das letzte Bettuch bekam der Tote früher eine Handvoll Getreidekörner, damit er auf der lebenden Frucht ruhe und so das ewige Leben bei ihm sei. In die gefalteten Hände gibt man ihm das »Aufstehkreuz« zur Auferstehung am Tage des Gerichtes, unter das Haupt kamen geweihte Kräuter vom Kräuterweihbüschl, in den Sarg legte man einst gegen die bösen Geister eine »Zauberwurzn«, vielleicht ein Alräunl, und in die Tasche steckte man ihm, in Papier eingewickelt, den »Gottspfenning«, eine Münze, Wegzoll an die bösen Geister, damit die Seele ungestört ihren Weg in das Jenseits nehmen konnte. Hatte der Verstorbene mit seiner ihm im Tode vorangegangenen Ehehälfte in Unfrieden gelebt, dann legte man ihm einen Stein in seine Truhe, damit er, falls er seiner Frau in der Ewigkeit begegnen würde, gleich nach ihr werfen könne.

In Ruhpolding band man früher dem Verstorbenen ein schwarzes Band um die Mitte, damit bei der Auferstehung sein Totenhemd, ein schwarzes, kuttenähnliches Gewand, nicht hinunterfalle. Jünglinge und Jungfrauen erhielten ein weißes Band umgelegt. Gerne ließen sich die Bauern in früheren Zeiten in der Bruderschaftskutte, im Kleid der Bruderschaft, der sie angehörten, begraben und ihre Truhe mit Bruderschaftsbildern, mit Heiligenbildern aus der Burghausener Kongregation, bekleben.

Stieg der Rauch in die Höh'

Der Leichenwaschhadern mußte verbrannt, manchenorts auch in den Sarg gelegt werden. Die Waschschüssel kam auf den Misthaufen, oder man warf Schüssel und Hadern über das Hausdach. Auf diese Weise würde so schnell niemand nachsterben. Das Leichenwaschwasser mußte außer Haus geschüttet werden, damit die Dämonen fortgeschwemmt wurden. Der Strohsack, auf dem der Kranke verschieden war, wurde auf dem Acker verbrannt. Stieg der Rauch in die Höhe, dann war der Verstorbene in die »seligen Urständ« eingegangen. Kroch aber der Rauch zum Sterbehaus hin, dann holte die abgeschiedene Seel' sich baldigst jemanden aus dem Hause nach.
Am Kerzenlicht, das beim »Lichteinheben« der letzte Atemzug des Verstorbenen gestreift hatte, wurden die Kerzen angezündet, die zu Häupten des Toten brennen. Wer einen gewaltsamen Tod erlitten oder einen Freitod genommen hatte, der bekam rote Wachskerzen. Zu Füßen des Toten stand ein mit dem »Versehtuch« überdecktes Tischlein. Darauf kam die Weihwasserschüssel mit einem Buxzweiglein oder einigen zusammengebundenen Ähren zum Aussprengen des Wassers.

An Imp osagn

Nachdem die Familie und die Ehhalten schweigend die Morgen- oder Mittagssuppe ausgelöffelt haben, unterbricht der Sohn, falls ein solcher nicht anwesend ist, der Knecht, die bedrückte Stille: »I moan, i muaß's iatzt an Imp osagn.« Schweren Schrittes stapft er zum Bienenstand, klopft an die Bienenstöcke oder riegelt mit einer langen Stange die hoch oben stehenden Bienenkörbe und spricht dazu: »I tua enk kund, da Vata is gstorm. Iatzt bin i für enk da. Und morgn um neune is d' Leich.« Dann geht es in den Stall. Jedes Stück Vieh wird aus seiner Ruhe aufgetrieben oder mit einem »steh umi« gezwungen, seinen Stand zu verändern. Auch den Obstbäumen mußte früher der Tod des Hofherrn angesagt werden. Von der Alm wurde das Vieh heimgetrieben. Falls die Bäuerin gestorben war, wurden die Bruthennen gehoben, die Blumenstöcke am Fenster verrückt, und auch am Rosmarinstock, draußen im Hausgartl, wurde angeklopft und der Tod der Bäuerin angesagt. Wer einen Fischweiher hatte, mußte einen Stein hineinwerfen, damit die Fische ihren Standplatz wechselten, alles dies, weil um die bisherigen Standplätze noch etwas vom Atem des Verstorbenen webte und darum Gefahr bestand, daß er das Leben der Tiere und Pflanzen in den Tod nachziehe. Als es noch die offenen Herdfeuer gab, wurde beim Tod des Hausvaters auch das Herdfeuer gelöscht und vom Erben des Toten neu angezündet. Auch durfte, so lange der Tote noch auf der Erde war, nichts rundum gehen.

Eingehegt in einen Garten von blühenden, grünenden Blumenstöcken hält der Herr des Hauses auf seinem Paradebett seine letzten Empfänge. Wie in allen Lebenslagen, so waltet auch in Sterbefällen jahrhundertealte Tradition. Die Seelnonn ordnet das Gewand des Verstorbenen in kunstvolle Falten, sie zupft die raschelnden Papierrosen zurecht und rückt den einen oder anderen Kranz in ein günstigeres Licht. Sie wehrt mit fächelnder Hand den summenden Fliegen und schneuzt mit der Putzschere von Zeit zu Zeit die brennenden Kerzen. Die Totenfrau leitet die Empfänge und reicht jedem der Besucher, damit er dem Toten nicht die Ehre aus dem Haus trage, ein Schnittl Brot und kredenzt ihm dazu, je nach Eignung der Person, ein Glas grünen Minzenschnaps oder einen rubinroten süßen Weichsel oder einen wasserklaren Kümmel – alles gegen ein »Vergelt's Gott« und einem darauf erwiderten »Gsegn's Gott« für die arme Seel' des Verstorbenen, damit sie in diesem Zeichen einfahre in die Ewigkeit.

Zur Leich eisagn

Im schwarzen Gewand, ein schwarzseidenes Flortüchl um den Hals, wanderte dann die Seelnonn' von Haus zu Haus, von Dorf zu Dorf zum »Leich einsagn«, das heißt, sie bat die Freunde und Nachbarn des Verstorbenen »zur Leich«, die Anverwandten »zur Klag«:
»Die Pfeiferbauernleut von Hörzing lassen den Herrn Vettern und die freundschaftliche Frau Bas die Botschaft toa, daß enker freundlich geliebter Vetter, der Pfeiferbauer Michael Riepertinger von Hörzing selig im Herrn verschieden ist, und laßt euch freundlich einladen zu der Leich' und um das christliche Gebet am Montag um neune.« Oder es hieß: »Der Moar vo Wimpasing bitt' am Montag um neune zu sein Wei in d' Leich.«
Bis in die Mitte des 19. Jahrhunderts hatte sich im Chiemgau das in Deutschland bis zum 14. Jahrhundert als Trauerfarbe geltende Weiß erhalten, insbesondere in der Gegend an der Salzach, in den Ortschaften Waging, Petting, Otting. Weiße Fahnen wurden zum allerletztenmal getragen bei einem

Leichenbegängnis in Tegling im Jahre 1850. Der wichtigste Bestandteil der Klagetracht war das Klagetuch für Frauen, ein großes, viereckiges weißes, von weißen Spitzen umrandetes Tuch. Die Mitte des Tuchrandes wurde unter dem Kinn angelegt, dann die Wangen aufwärts geführt und oben auf dem Scheitel mit einer Glufer (Stecknadel) zusammengeheftet, so daß Gesicht und Hals wie bei einer klösterlichen Tracht eingehüllt waren. Vom Scheitel ließ man die Enden des Tuches über die Schultern fallen, so daß die Klagende wie in einen weißen Mantel eingehüllt war. Dazu gehörte noch ein spitzer Hut, eine blaue oder weiße gestärkte Haube und ein runder, weißer Schulterkragen.

Hochzeit bricht die Klag

»Geklagt« wurde nur von den »Naxtn«, den allernächsten Verwandten des Verstorbenen. Die Klagezeit währte für Eheleute und Eltern ein volles Jahr, für Schwiegereltern dreiviertel Jahr, für Geschwister ein halbes Jahr. Für junge Leute unter fünfzehn klagte man drei Monate, für kleine Kinder und weitschichtige Verwandte vier Wochen. In den Landstrichen um den Inn klagte man um einen Vater ein halbes, um eine Mutter ein ganzes Jahr.

»Hochzeit bricht die Klag.« Aber, wer dagegen »in die Klag heiratet«, der muß nach Schluß der offiziellen Hochzeitsfeierlichkeiten, also nach dem »Abdanken«, den Tanzboden verlassen.

Was in früheren Zeiten der Dämonenglaube war, das ist im christlichen Zeitalter zur Geisterfurcht geworden, die ganz besonders bei Sterbefällen in Erscheinung trat. Es galt Sorge zu tragen, daß der Geist des Verstorbenen nicht zurückkehrte, um den Überlebenden, denen er das Leben neidet, Schaden zuzufügen. Um eine Rückkehr des Verstorbenen zu verhindern, wurden ihm noch im Mittelalter durch Kopf, Hände und Füße lange Nägel in das Sargholz getrieben. Dem gleichen Zweck, durch Lärm und Geschrei den Geist zu vertreiben und ihm die Rückkehr zu verwehren, diente der uralte Brauch des »Wehklagens« durch die Klageweiber, Hierzu berichtete mir 1935 Baurat Hebberling, Traunstein, daß er auf einer Dienstfahrt nach Burghausen einmal in einem Bauernhaus vorsprechen mußte, in dem kurz vorher der Bauer verschieden war. Alles, was, abgesehen von den Angehörigen, in der Stube versammelt war, jammerte und wehklagte laut und eindringlich, weil, was man ihm später erklärte, es der Brauch sei.

Neuli war i in Kloazapfn,
in an Dorf, dös gar net groß,
wo s' grad ham a kloane Kirchn
und a oanzigs Wirtshaus bloß.

Mittn auf der langa Straßn
steht a Bauernwei und schreit,
woant und jammert zum Derbarma,
o, wia mi dös Weiberl reut.

I geh hi und frag mitleidi,
was denn wohl ihr Kummer sei?
»O, der Huabasepp is gstorbn«,
klagt und jammert wieder s' Wei.

»Der is wohl zu enk verwandt gwen?«
frag i drauf dö Bäuerin.
»Gar net, gar net!«
sagt sie drauf.

»I woan nur, weil's der Brauch is,
daß se jeder woant recht aus,

daß ma schreit und klagt und jammert,
wann s' oan furttragn aus'm Haus.

Sigst, wann i amol muaß wandern,
geh i do vui leichta furt,
wann i woaß, daß s' schrein und jammern
allezamm im ganzn Ort.
(Bauernfeind)

Baurat Hebberling erzählte mir auch, daß er einmal in Übersee in einem Hause vorsprechen mußte, in dem tags vorher der Bauer verschieden war. Als Hebberling der in der Kuchl mit Nudelbacken beschäftigten Bäuerin zum Beileid die Hand reichen wollte, stach sie, ohne auf die gebotene Hand zu achten, wortlos eine Nudel aus der Schüssel und überreichte sie ihm zu sofortigem Verzehr. Erst als Hebberling »Vergelt's Gott« gedankt hatte, reichte die Bäuerin ihm zum Danke für das für die arme Seel' des Verstorbenen erhaltene »Vergelt's Gott« die Hand.
Während der drei Tage, die der Verstorbene im Haus liegt, vielfach auch bis zum siebten und dreißigsten Tage nach seinem Ableben, gilt seine Seele als noch im Hause weilend, zählt man den Toten noch zu den Lebenden. Man verrichtet in seinem Sinne das Tagwerk, man stellt ihm an seinen Platz am Stubentisch die Mahlzeit und verschenkt sie dann an die Armen. Die während der drei Tage im Hause verköstigte Seelnonn' muß, da sie als »unrein« gilt, am Austragstisch oder in der Kuchl ihre Mahlzeit einnehmen.

Das Totensingen

Gänzlich abgekommen ist der Brauch des »Totensingens«, das einst ein eigener Beruf war. Nachts, elf Uhr, wurden, nachdem vorher zwei Rosenkränze gebetet waren, zur Be-

sänftigung und Versöhnung der bösen Geister Klagelieder gesungen oder nur gesummt. Solange der Verstorbene auf dem Schragen lag, durfte sich im Dorf kein Spinnrad drehen, weil man sich sonst sein Leichentuch gesponnen haben würde. Im Wirtshaus stand im Auftrag der Hinterbliebenen auf jedem Tisch ein Quart Schnaps, damit jeder Gast gegen ein »Vergelt's Gott« für den Verstorbenen einen Schluck Schnaps nehmen konnte.
Gegen die Sitte, den Körper des Toten mit einem weißen Tuch zu bedecken und, um die Verbindung der Lebenden mit dem Verstorbenen aufrecht zu erhalten, auf diesem Tuch den Teig gehen zu lassen, aus dem die Nudeln für die Trauergäste gebacken wurden, wandte sich ein kurbayerischer Erlaß vom 7. Juli 1803.

Im Hausgang stand der Sarg

Frühzeitig treffen am Tag des Begräbnisses aus nah und fern die Trauergäste ein, und jeder einzelne wird von den Angehörigen »bei der Hand« begrüßt. Im Hausgang steht auf einer Bank der Sarg. Rechts und links von der Haustür steht je ein Mann mit einem Maßkrug voll Bier und einem Glas Schnaps, und jeder der Besucher tut den beiden Bescheid. Dann wird der Tote von jedem ausgiebig mit Weichbrunn »angeföżt« und ihm ein stilles Vaterunser gebetet. In der Wohnstube stehen gleichfalls Bier und Schnaps, auch Kaffee, und im Brotlaib steckt das Messer zum »Schneidab«.
Rückt die Stunde der Beerdigung heran, dann ordnen die nächsten vier Nachbarn, die den Sarg tragen werden, dem Toten die letzten Dinge. Sie sind in den feierlichen Bratlrock gewandet, am Rock und auf dem Hut ein Zweiglein Rosmarin, der, wie alle immergrünen Pflanzen, gleichzeitig eine Pflanze des Todes ist und von dem uns Vergil berichtet, daß

mit seinen Zweigen die Verbrennungsstätten bestreut wurden. Nachbarn haben das Grab geschaufelt, nachbarliche Hände haben den Sarg geschlossen und ihn zur Aussegnung, die Füße des Toten voran zur Tür, in den Hausgang hinausgestellt, und auf nachbarlichen Schultern wird der Heimgegangene einziehen in sein »ewiges Wohnrecht«, in den Freithof. Vor der Ankunft des Priesters waren noch gemeinsam fünf Vaterunser und der Glaube an Gott gebetet worden. Nach der Aussegnung wird der Sarg zur Haustür getragen, mit einem »Gelobt sei Jesus Christus« auf der Haustürschwelle »übers Kreuz« niedergestellt, wobei durch Drehen des Sarges ein Kreuz gebildet wird, über das der Verstorbene nicht »zum Geistern« in das Haus zurückkehren kann. Jetzt wird der Sarg dreimal hochgehoben und niedergestellt. Mit dieser dreifachen Verneigung nimmt der Verstorbene von seiner Heimstatt »pfüa Gott«. Hierauf wendet sich einer der Träger in das Haus zurück und ruft anstelle des Toten in das Haus hinein: »Gelt's Gott für d' Herberg.« Die Kerzen, die altheidnischen Totenfeuer, die am Sarge brannten, muß man zu Ende brennen lassen, sonst stirbt aus dem Hause jemand nach. Das Weihwasser von der Aussegnung wurde der Leiche nachgeschüttet, die Sterbestube hinausgewaschen, die Stühle oder Bänke, auf denen der Sarg gestanden, werden umgestürzt, die Fenster geschlossen, die Haustür wird zugeschlagen, und an jede Tür werden drei Kreuze gemacht, damit den Dahingegangenen nichts mehr an die Heimstatt bindet und er nicht mehr zurückkommen kann.

Der Tote kriagt sei Sach

Sind Taufgöd'n vorhanden, dann tragen die »Taufbuam« ihren Taufgöd und die Taufgodn zu Grabe, worauf sich manches alte Leut schon bei Lebzeiten freut und seinen

Stolz darein setzt. Damit der Verstorbene auch noch auf seinem letzten Erdenweg »sei Sach richtig kriagt«, so, wie es ihm zusteht, das ist nicht nur der Stolz seines Hauses, sondern Ehrensache des ganzen Dorfes, und dies um so mehr, als ja »die arme Seel' des Verstorbenen ihrer eigenen Leich zuschaut«.

Altes Herkommen ordnet den Zug zum Friedhof. Des Verstorbenen bester Freund muß ihn »außizündn« mit dem »Toutnliachtl«, einem Kerzenlicht, das an den Lichtern, die zu Häupten des Toten gebrannt, angezündet und in einer Laterne neben dem Sarg mitgetragen wird. Außerdem trägt der nächste männliche Verwandte die brennende Hauskerze mit, die während des Leichengottesdienstes in der Kirche aufgestellt und hernach wieder nach Hause genommen wird. Dem Toten auf seiner Reise in das Totenreich ein Licht leuchten zu lassen, ist uralter Kult. Auf ihn gründet sich die Aufstellung der in Stein gehauenen »Totenleuchte« oder Lichtsäule inmitten des Gottesackers, wie wir sie vereinzelt noch in alten oder aufgelassenen Freithöfen vorfinden (zum Beispiel in Waging).

Den Trauerzug eröffnen die Taufpatenleute. Dem Sarg voran gingen bei einer »großen Leich« vier »Tragerbuam«, schulpflichtige Kinder, die eine mit einer schwarzen Seidenschleife umwundene brennende Kerze trugen. Jünglinge und Jungfrauen werden in einem weiß gestrichenen Sarg von Jünglingen und Jungfrauen zu Grabe getragen. In der Salzach-Gegend wurde früher im Leichenzug einer Jungfrau oder eines Kindes der »Tellerkranz« mitgetragen, ein auf einem Teller liegendes Rosmarinkränzlein mit einem über den Rand des Tellers hinabhängenden Schleier. Während des Gottesdienstes stand der Tellerkranz mit brennenden Kerzen auf der Speis- oder Kommunionbank.

»Kindbetterinnen kommen von Mund auf in den Himmel.« Verstorbenen Kindern legt man Rosmarin, der Holde, der

Totenführerin, heilig war, auf die nackte Brust, das hilft ihnen zu einem guten Einstand im Himmel. Zündet man einem sterbenden Kind die Taufkerze an, dann stirbt es sich hart, weil es immer in die Kerze schaut. Kindbetterinnen lagen in früherer Zeit in einem grün gestrichenen Sarg, der von weiß gekleideten, rosmaringeschmückten Jungfrauen getragen wurde. Beschloß eine Frau, die eine blaue Schürze umgebunden hatte, den Leichenzug, dann gab es bald Regen.

Totenwege – Totenrasten

Auf bestimmten Wegen, die den Namen »Bahr- oder Totenwege« trugen, da und dort auch »Helgaß« heißen, weil sie in das Reich der Hel, der Todesgöttin führen, wurde der Verstorbene zum Friedhof gebracht. War der Weg dorthin weit, dann setzte man an bestimmten Stellen, an Feldkreuzen, Feldkapellen, Kreuzwegen, unter hohen Bäumen zum Verschnaufen und Rasten den Sarg nieder, weshalb diese Rastplätze »Totenrasten« hießen. Wurde die Leiche gefahren, dann hielten auch Roß und Wagen an den Totenrasten, und immer werden während der Rast einige Vaterunser gebetet. Den Totenwagen muß ein fremdes Gespann fahren. Während der Fahrt durfte der Fuhrmann sich nicht umschauen, sonst würde der Tote in sein Haus zurückkehren. Unterwegs auf den Leichenzug wartende Trauergäste werden von der Familie des Verstorbenen mit Handschlag willkommen geheißen.
Als ich in jungen Jahren in einem Dorf am Auerberg Lehrerin war, bin ich am Fuß des Auerberges oft vor einem hohen Flurkreuz stehengeblieben, an dem ein Taferl hing mit der Anschrift: »2. Totenraste«. Eine selten schöne »Totenrast«, eine hohe, eigens zu diesem Zweck erbaute, 1478 beurkun-

dete Durchgangskapelle ohne Türen, mit einem gemauerten Tisch in der Mitte zum Absetzen des Sarges, steht am Rande von Alt-Traunstein, an der Fahrstraße nach Haslach. Die Tafel in der Rastkapelle mit der Mahnung »Mensch, richte Dich, Du weißt nicht, wann die Stunde kommt«, ist leider nicht mehr vorhanden. An ihrer Stelle erzählt eine Inschrift: »Am 30. Juni 1853 wurden in dieser Kapelle abends fünf Uhr Peter Ahamer, Anton Aigner und Andreas Geierstanger, welche in der Gegend mit Heuen beschäftigt waren, vom Blitz erschlagen.« Seitdem führt die nicht mehr benützte »Totenrast« im Volke den Namen »Blitzkapelle«.

Wenn Erde ins Grab nachrutschte

War die Leiche in die Erde gesenkt, dann warf die Hausmutter »an Vatern« noch ein Sträußel Rosmarin aus dem Hausgartl in seine letzte Wohnstatt nach. Das Toutnlichtl in der Laterne, das der armen Seel' heimgeleuchtet hatte, wurde gelöscht. Der Verblichene war nunmehr zur endlichen Ruhe eingegangen und brauchte nur noch »den Freithof hüten«, bis der Nächste beerdigt wurde und ihm sein Amt abnahm. Wer dem Toten die erste Schaufel voll Erde nachwirft, wird nicht als nächster sterben. Rutscht in das offene Grab Erdreich nach, dann wird bald jemand aus der Familie nachsterben. Nach der kirchlichen Einsegnung des Toten betet die Trauerversammlung noch einige Vaterunser nach. Vorbeterin ist die Seelnonn', die jedes Vaterunser einleitet mit den Worten »Im Tode sind wir alle gleich«. Nach Beendigung des Gebetes wendet sich die Seelnonn' zu den Trauergästen: »I sag ›gelts Gott‹ für den Kirchgang, und beim Estermannwirt werd vertrunka und werden hiemit Verwandte und Bekannte eingeladen.«
Als noch vor etwa einem Jahrhundert die Leiche bis zu ihrer

Bestattung in der Kirche aufgebahrt war, dankte nach dem der Beerdigung vorangegangenen Leichengottesdienst der Mesner das Trauergefolge ab. Hierauf zerschlug die Seelnonn' das neben dem Sarge gestandene Weihwasserschüsserl, um durch den damit entstehenden Lärm den Toten von einer Rückkehr abzuschrecken. Gleichfalls der Vergangenheit gehört die Abgabe eines »Denkguldens« an für ein Gedenken nach der Sonntagspredigt.

Das Totenmahl auf dem Grabhügel

Die an den Leichengottesdienst sich anschließende »Bestattung«, wie das Leichenmahl genannt wird, bei dem man den Toten »hinuntertrinkt«, erinnert an heidnische Totenopfer und Totenehrungen, die den Zweck haben, sich den Segen des Heimgegangenen zu erhalten. Darum hat heute noch dieser und jener Bauer vom alten Schlag in seinem Testament die Abhaltung einer »Bestattung« festgelegt. Am Leichenmahl nehmen außer den Verwandten auch jene Freunde und Bekannten teil, die für den Verstorbenen eine Messe oder ein Amt angegeben haben. Noch im Mittelalter wurde das Totenmahl auf dem Friedhof eingenommen und auf dem Grab gegessen und getrunken, eine in das Christentum hineingenommene heidnische Sitte, gegen die schon im Jahre 567 die Synode von Tours zu Felde zog und den Umstand geißelte, »daß man zwar vormittags als guter Christ zur Kirche gehe und die Eucharistie empfange, abends aber Speisen und Getränke auf die Gräber der Toten lege«. Weiterhin erschien im Jahre 743 auf einer vom Frankenherrscher Karlmann zu Liptina in Belgien einberufenen Kirchenversammlung ein Strafverbot gegen die immer noch fortdauernden heidnischen Bräuche, Speisen und Getränke auf die Gräber der Verstorbenen zu stellen.

Heute stellt der Wirt, bei dem »die Leich verschwoabt werd«, eine, in einen Brotlaib oder in einen Leuchter gesteckte Kerze auf die Mitte des Tisches als »Seellichtl«, das während des Leichenmahles die Verbindung der Lebenden mit den Abgeschiedenen versinnbildet. Auch wird gleich eine zweite Kerze für das Nachsterbende aus der Verwandtschaft aufgestellt.

Tanz beim Leichenschmaus

Ehe der Leichenschmaus beginnt, erhebt sich alles von seinem Sitze zu einem gemeinschaftlichen Gebet. Dann setzt man sich zum Tafeln zurecht. Die Kerzen werden angezündet, und es dauert gar nicht lange, dann ist bei vollen Schüsseln und gefüllten Krügen der Ernst der Stunde vergessen, sind Schmerz und Trauer in Heiterkeit übergegangen, werden kommende Heiratsaussichten bereits wieder ins Auge gefaßt. Durch das Opfermahl hat die Sündenschuld des Verstorbenen ihre Sühne empfangen und die Pein der Buße im Jenseits ihre Abkürzung erhalten.
Nach Beendigung des Leichenschmauses werden fünf Vaterunser und der Glaube an Gott gebetet. Dann wird die Kerze gelöscht. »Der Tote hat sei Sach.« Und daß ihm auch gar nichts mehr fehle, wurde er in früherer Zeit schließlich und endlich noch mit einem Trauertanz »vertanzt«. Und weil das alles lustig hergegangen ist, wünschte manch einer im stillen, beim Leichenschmaus, daß er sein eigenes Leichenmahl erleben könnte. Tatsächlich soll es vorgekommen sein, daß noch bei Lebzeiten der Leichenschmaus abgehalten wurde.
Während des Leichenmahls ist die Seelnonn' mit ihrem Krug Bier am frisch zugeschaufelten Grab gesessen und hat den Krug, indes sie für die Seelenruhe des Verstorbenen betete, gemächlich geleert. An Allerheiligen wird sie dann im Auf-

trag der Hinterbliebenen während des Gottesdienstes mit einem Glas Schnaps betend am Grabe sitzen. Zum »Siebenunddreißigsten«, dem letzten der Seelengottesdienste, wurde früher den Verwandten Brot und Schnaps gereicht.
Alte Kirchenrechnungen erzählen von einer sogenannten »Spend«, einer Spende von Roggenbrot, die nach dem Leichengottesdienst an die Armen verteilt wurde, zum Beispiel: »15. April 1594. Auf Absterben des Erwirdigen herrn Wolfgang Speckhers, Benefiziaten, hat man zur spennth praucht 4 Gulden drei Kreuzer.« (Kirchenrechnung Prien.)

Der Spendsegen

Aus dem schwarzen Roggenbrotlaib wurde später ein vom Bäcker gebackener, weißer »Spendwecken« und aus dem langen weißen »Gspendwecken« zuletzt eine Semmelspende für die Kinder, die in ihrer Unschuld als besonders gute Fürbitter durch ihr »Vergelt's Gott« zur Erlösung der armen Seele beitragen können. Es geht bei der »Spend« um nichts anderes, als um dieses »Vergelt's Gott«, das der »abgelösten Seel'« eine Stufe in den Himmel baut. Und so felsenfest war einst der Glaube an den Segen der »Spend« für die arme Seel, daß in Chiemgauer Friedhöfen selbst die Steine davon reden in der ihnen zuweilen eingemeißelten Mahnung des Verstorbenen: »Am Jahrtag das Spendbrot nicht vergessen.«
Was in meiner Jugendzeit noch häufig der Fall war, daß beim Opfergang während des Seelengottesdienstes dem Opfernden hinter dem Altar ein Seelbrot verabreicht wurde, dürfte heute zum Sterbbildl geworden sein.
Nachfahr der heidnischen Totenopfer war auch das ehemalige »Altarrecht«, das Recht des Altars auf eine Opfergabe in Form von Naturalien wie Butter, Eier, Schmalz und Har. Diese Opfergabe zum Leichengottesdienst auf der Tumba

oder auf einem Seitenaltar niedergelegt und der Erlös hieraus »ist jedesmal in den Kirchstock gelegt worden«. Wurde ein schwarzer Hahn dargebracht, das ehemalige Opfer an die dämonische Göttin Hel, dann sprach man von einer »Gocklleich« oder von einem »Gocklamt«.

Wer den Chiemgau bewandert, kann da und dort diesem innigen Totengedächtnis begegnen. In kleinen Gruppen oder nebeneinander schön aufgereiht, lehnen diese Totenbretter bittend, betend und mahnend am liebsten an den »Totenrasten«, an Feldkapellen, Marterln, Flurkreuzen oder scharen sich wie die Kinder zur Mutter um einen hohen Baum. Nie sind sie drinnen im Freithof zu finden, höchstens einmal außen an der Umfriedungsmauer. Der Dorfschreiner hat ihnen einen schönen Rand ausgesägt, manchmal am Kopfende ein Wetterdach aufgesetzt, mitunter eine Girlande von blauen Vergißmeinnicht und bauernroten Rosen, oder den Palmzweig sieghafter Überwindung aufgemalt und am oberen Ende angeschrieben: »Hier, auf diesem Brett ist bis zur Beerdigung gelegen . . .« Dann folgt Name, Stand, Geburts- und Sterbedatum, manchmal auch die Todesursache. Den Beschluß macht gerne ein Vers mit der Bitte um das christliche Gebet:

Ich bin gewesen –
du wirst es sein.

Hier liege ich im Rosengarten
Und tu auf meine Eltern warten.

O Wanderer, steht ein wenig still,
mein Totenbrett dir etwas sagen will,
mach dir aber gar nicht bang,
bet ein Vaterunser, das wär nicht lang.

Denn ich hab mein junges Leben
geopfert für das Vaterland.
Kaum zwanzig Jahre zählte ich,
da rufte der Kaiser schon um mich,
bin zogen ich naus aufs blutige Feld,
dort starb ich als ein tapferer Held.
Die kühle Feindeserde deckt nun mich zu.
O Herr, gib mir die ewige Ruh.

In früheren Zeiten wurde allgemein, heute wohl noch in einzelnen Fällen, der Tote nach dem Verscheiden zur Aufbahrung auf ein Brett gelegt, wie schon das Nibelungenlied von der Leiche des erschlagenen Siegfried singt ». . . und leit ihn uf den re«. Die Bezeichnung des Bahrbretts als Rebrett oder Rechbrett lebt heute noch im Volksmunde fort. Als es noch keine Särge gab, wurde die Leiche in ein Leinentuch oder in einen Sack eingenäht, daher die heute allerdings kaum noch zu hörende Bezeichnung »Einnahterin« für Totenfrau. Auf dem Bahr- oder Totenbrett wurde die Leiche in die Grube gesenkt. Damit diese einerseits beim Zuschütten des Grabes nicht verletzt wurde, andererseits, damit der Tote nicht mehr aus dem Grab kommen könne, wurde das Totenbrett über die Leiche gelegt.

Vom Brettl rutschen

Noch im 18. Jahrhundert war der Sarg noch eine besondere Erscheinung, und die Geistlichkeit hatte das Recht, für eine »Sargleiche« einen Gulden mehr zu verlangen. Doch gab es im Besitz der Kirche anstelle der Särge »Ausschütttruhen«, die gegen ein Entgelt ausgeliehen wurden. Der Deckel dieser Truhen ging in Angeln. Am Grabe schlug man ihn auf und schüttete die Leiche aus, das heißt, man wird sie vermutlich wie bei der Bestattung mit dem Totenbrett auf einem Brett in die Tiefe haben gleiten lassen. Von dieser Bestattungsform stammt das heute noch zu hörende »vom Brettl rutschn« für sterben. Die gleichfalls noch zu hörende Redewendung »Absegeln« oder »hinübersegeln« ist eine Erinnerung an die im Altertum gebräuchliche Bestattungsform, nach welcher die Toten in segellosen Schiffen oder Kähnen die Überfahrt ins jenseitige Land antraten. Als dann Särge in Gebrauch kamen, ließ man trotzdem manchenorts, wie zum Beispiel in Anger und in Fridolfing, den Sarg ohne Deckel anfertigen, damit die Leiche schneller verwesen könne. Erst nach zahlreich hierüber eingegangenen Beschwerden, entschloß man sich dazu, den Sarg oben zu verlatten.

Mit dem Erscheinen der Särge wanderte das Totenbrett hinaus an die Totenrasten, wo sie im allgemeinen aufrecht stehend aufgestellt werden. Doch kommt es auch vor, daß sie, versehen mit waagrecht aufgetragener Inschrift auf viel begangenen Wegen, auf Pfaden durch sumpfiges Gelände, über Gräben und Moosbäche gelegt werden, damit der Wanderer, der das Totenbrett beschreiten muß, gezwungen ist, dem Toten, dem das Brett angehört, ein »Herr, gib ihm die ewige Ruh« zu sprechen, oder mindestens sich bekreuzigen soll. Unterläßt er dieses Gedenken, dann kann ihm leicht auf der Wanderung durch das tückische Moor ein Unglück zustoßen. Auch legte man das »Schüttbrett« gerne auf feuchten Boden, um eine raschere Verwesung zu erzielen, da nach dem Glauben des Volkes der Verstorbene so lange im Fegfeuer leiden muß, bis sein Totenbrett verfault ist. Darum gibt man auch die aufrecht stehenden Totenbretter schutzlos der Verwitterung preis, weil dann die arme Seel um so eher in die ewige Seligkeit eingehen wird. Und »wenn 's Totnbrettl zsamfallt, is a arme Seel derlöst«.

Auf den Totenbrettern der neueren Zeit wird ein Toter wohl nur noch in ganz seltenen Fällen gelegen sein, wie ja schon

aus ihren Inschriften hervorgeht: »Zur Erinnerung an ... Zum frommen Andenken an ...« Die Totenbretter unserer Zeit sind lediglich Gedächtnismale.
Zu allen festlichen Zeiten des Jahres findet sich eine liebende Hand, die sich schmückend um die Totenbretter bemüht. Zu Allerseelen mit einem in einen vom Wetter gerissenen Spalt im Holz gesteckten Tannenzweig, am Palmsonntag mit einem Palmkatzlzweig von der Palmweihe, zu Ostern sind dem Totenbrett Schalen vom geweihten Antlaßei gestreut, zum Büschlweihtag bekommt das Totenbrett sein Sträußl geweihter Himmelfahrtskräuter, und zum Heiligen Abend kommt ihnen ein silbernes oder goldenes Engelshaar zugeflogen.

Wegweiser für die Irrlichter

Der Umstand, daß das Totenbrett von früher mit dem auf ihm gelegenen Verstorbenen in innige Berührung und Verbindung gekommen war, hat ihm im Volk für alle Zeit eine gewisse Weihe gegeben. Es ist darum verständlich, daß das Totenbrett eine Art von Verehrung genießt. Wo ein solches liegt oder steht, braust kein wildes Gjaid über die Flur, hat der Bilmesschneider keine Gewalt. Legenden und Geistergeschichten knüpfen sich an ihren Standort, und dies um so mehr, als die Totenbretter in bestimmten Nächten, wie an Allerseelen, den als Irrlichter umschweifenden »armen Seelen« Ruhestatt und Zuflucht sind. Mißbrauch eines Totenbretts zieht immer die Rache der bösen Geister nach sich.

Die große Leich

Eine »große Leich« ist im bäuerlichen Lebensablauf immer eine große Angelegenheit, eine um so größere, wenn es sich bei dem Verewigten um eine außergewöhnliche Todesursache, um einen Unglücksfall oder gar um einen gewaltsamen Tod durch Mörderhand handelt. In solchen Fällen liebte man es, nach Abschluß der kirchlichen Einsegnung am Grabe ein in schier endlosen Versen an das Gemüt rührendes und auf den Toten und die Art seines Todes hinweisendes Trauerlied vortragen zu lassen, das später im Heimgarten und am Wirtstisch wieder auftauchte. Nachfolgend ein Trauerlied aus der Zeit um 1850, der Sammlung des Chiemgaukenners L. Hörmann entnommen:

Mensch, betracht dein junges Leben,
mache nicht daraus so viel,
denn der Tod wird dich nicht fragen,
ob das Sterben ist dein Will.

Heute blühst als wie die Rosen,
morgen blühst und fallest ab,
läut' man dir die Zügenglocke,
und der Leib, der muß ins Grab.

Als es geht gen Abend zu,
schlägt die Uhr nun zwei und drei,
ist ein Buch (eine Buche) auf ihn gefallen,
schmettert ihm das Haupt entzwei.

Alle sind gleich hingeloffen,
schlagen zsammen ihre Händ,
vom Blute war er ganz umronnen,
das rieselt ihm vom Hirn heraus.

Die Zunge, die war ganz verstummt,
daß er kaum ein Zeichen gab,

sie haben sich nicht lang besonnen,
sie brachten ihn ins Vaterhaus.
Da hört man nur Weinen und Jammer,
und alle kamen geschwind heraus.

Die Mutter will es noch nicht glauben,
sie hat gemeint, er ist beim Leben,
sie hat ins Auge ihm geschaut,
doch alles war vergebens.

Großen Dank tu ich euch sagen,
liebste Eltern, alle beid.
Betet mit ein Vaterunser zur Liebesgab,
bin euer Sohn gewesen
und werd's noch sein im Grab.

Allerlei Zeitvertreib beim Wachten

Zu allen Zeiten und bei allen Völkern war im religiösen Leben dem Geisterdienst Raum gegeben, einem Geisterdienst, der noch vor etwa hundert Jahren mancherlei merkwürdige Früchte zeitigte. Hierher gehört der Volksglaube, daß böse Geister eines Verstorbenen bestrebt seien, der Leiche einen Schaden anzutun oder diese zu rauben, um so dem Verstorbenen den Eingang in seine »seligen Urständ« zu verhindern oder wenigstens zu verzögern. Darum durfte der Tote, so lange er noch auf der Erde weilte, keinen Augenblick allein gelassen, mußte vielmehr Tag und Nacht bei ihm Wache gehalten werden. Um sich dabei die Zeit zu vertreiben, griff man zum Kartenspiel sowie zu den reichlich derben Drischlegspielen mit »Nachbartauschen«, »Stockschlagen« und wie diese Spiele alle heißen. Niemand nahm daran Anstoß. Ja, man wußte sogar ein Verständnis dafür

aufzubringen, wie aus der seinerzeitigen Äußerung der Mutter eines Bauern hervorgeht, worüber Hörmann berichtet: »Wann i amal auf'n Schragn lieg, derft's alles toa beim Wachtn. Nur grad tanzn sollt's net.«
Bezeichnend ist ein behördlicher Erlaß, der Wachen bei dem Leichnam fordert. Man solle solches mit Furcht und Ehrerbietung tun, »keiner wage es, dort Teufelslieder zu singen, Scherze zu treiben oder Tänze aufzuführen, wie es die Heiden auf Eingebung des Teufels aufgebracht haben«.

Laßt's eahm de Freid!

Noch heute erzählt man, so berichtet Hörmann, daß in Rumgraben, Pfarrei Vachendorf, einmal der Nachbar beim Wachen der aufgebahrten Leiche seines alten Vaters Spielkarten in die Hand gegeben habe mit der Bemerkung: »Laßt's eahm no dö Freud. Hat bei Lebzeitn a allaweil mitgspielt. I huif eahm scho.«
Folgendes trug sich vor einem guten Jahrhundert in der Pfarrei Palling zu: Als die Wachtgesellschaft für einen im Hausgang aufgebahrten Knecht sich in der Stube zum Beten versammelt hatte, trugen ein paar Burschen die Leiche davon und versteckten diese im Backofen. Man stelle sich den Schreck und die abergläubische Furcht vor, als man nach Schluß des Betens den Leichenraub wahrnahm. Erst als die Magd nach mehreren Tagen den Backofen zum Brotbacken heizte, entdeckte sie die Leiche.
Schlimmer endete um die gleiche Zeit eine Leichenwache im Alztal. Dort wollte man den im Trauerhaus auf der Stör arbeitenden Schuster, von dem man glaubte, daß er nichts weniger als mutig sei, schrecken. Weil es üblich war, daß Störschuster und Störschneider die halben Nächte hindurch bei der Arbeit saßen, wurde dem furchtsamen Schuster auch

noch die Leichenwache übertragen. Als gegen Mitternacht ein anstelle des Toten auf den Schragen Liegender sich zu dehnen und zu strecken begann und dazu grausliche Grimassen schnitt, schlug der Schuster dem vermeintlich geisternden Toten mit aller Wucht den Schusterhammer auf den Schädel mit den Worten: »Du bist tot und bleibst tot.« Letzteres war somit zur grausigen Wahrheit geworden.
Der ursprüngliche Sinn der Leichenwache, die Abwehr der bösen Geister und die Verhinderung des Leichenraubes durch diese, ist im Laufe der Zeit verloren gegangen. Geblieben ist das »Wachtenbeten«, zu dem die Bäuerin für die Teilnehmer eigene Brote bäckt, im Bestreben, dem Verewigten bis zum Schluß seines Erdendaseins die nachbarliche und freundschaftliche Treue zu wahren im letzten Liebesdienst mit Wachen und mit Beten für das Heil seiner Seele.

Die Totenwacht

Wenn in den späten Abendstunden die Fenster eines nach dem anderen ihre lichthellen Augen schließen, wenn das Kindervolk tief in den Federn liegt und mit heißen Wangen und feuchten Locken träumt, wenn der Hund, die Schnauze unter den Schweif gesteckt, auf seinem Bett sich rund gerollt hat und zur Winterzeit der letzte Buchenstock ins Ofenloch geschoben ist, damit die Wärm' herhalten tut, dann richten sich die Erwachsenen zum Besuch des Toten und zu frommer Wacht bei ihm.
Die Frauen binden sich ein schwarzseidenes Flortüchl um den Hals und legen ein schwarzes Fürta um. Im Tuchkasten oder in der oberen Kommodkastenschublade kramen sie mit suchenden Händen, bis sie, in Hemden und Nachtjackerln sanft gebettet, das Gesuchte gefunden, den schwarzen oder roten Wachsstock. Die Mannerleut lehnen den kleinen Spie-

gel mit dem blechernen Rahmerl an die Fensterscheibe, tauchen den Haarkamm tief in die Wasserflut in der emaillenen Waschschüssel und streichen ihr Haarwerk nach vorn, daß die Wassertropfen, einer hinter dem anderen, über die Nase rinnen. Hierauf ziehen sie vom Haarwirbel bis auf die Stirne hinein eine schnurgerade Linie und kämmen den Scheitel nach rechts und links schön glatt auseinander.

Da und dort holt sich auch einer sein Rasierzeug herbei und schabt mit kratzendem Geräusch Kinn und Backen blank. Die älteren Jahrgänge nehmen den porzellanenen Kopf von ihrer Tabakspfeife ab und klopfen beim Ofen das letzte Stäublein Asche aus. Das weichselbaumene Rohr blasen sie mit starkem Atem durch, stecken die Pfeife wieder zusammen und verstauen sie sorgfältig in ihre innere Joppentasche. In die äußere Tasche kommt die Schweinsbladern mit dem Tabak, und ins Leibltaschl ein paar rot- oder blauköpfige Schnellfeuer, die dann am Hosenboden angestrichen werden.

Und jetzt sind sie alle gerichtet.

Im Hinausgehen bricht der Bursch vom Rosmarinstock, der im Winter auf dem Fensterbrett vom Hausgang, zur Sommerszeit draußen, auf dem Holzstoß vor dem Fenster steht, einen Zweig und steckt ihn lustig auf den Hut. Das Leben den Lebenden.

Als letzte tritt die Hausmutter unter die Haustür, sperrt hinter sich sorgfältig zu und legt den Schlüssel oben auf den Haustürrahmen oder in das Briefkastl, das an die Tür genagelt ist, oder auch unter den ausgedienten Kartoffelsack, der als Fußabstreiferl unter der Haustür liegt.

Wortlos geht es in die Nacht. Im Trauerhaus steht die Haustür erwartungsvoll offen. Der Widerschein vom Hausganglicht liegt als heller Fleck draußen auf dem Pflaster. Beim Eintritt in das Haus wird jedem der »Schneidab« gereicht, der Brotlaib mit dem darin steckenden Messer.

Jeder schneidet sich ein Schnitzl Brot ab, das gleich an Ort und Stelle gegessen wird, um dem Toten nicht den Schlaf davonzutragen. Hierauf wird jedem einzelnen, wenn er den Toten betend mit Weihwasser besprengt hat, ein Glasl mit Schnaps zum Trunk gereicht.

Zögernd schieben sich die Besucher in die Totenkammer. Eine Atmosphäre von Leben und Sterben schlägt sie in ihren rätselhaften Bann. Mit leisen Füßen und in dem sichtlichen Bemühen, die Ruhe des stillen Schläfers nicht zu stören, drängen sie über die Schwelle, der Nachfolgende über die Schulter seines Vordermanns hinweg den Blick unentwegt auf den Toten geheftet, in der heimlichen Spannung, »ob er sich nicht rührt«.

Aber, die Leiche streckt sich in ihre unbewegliche Ruhe.

Jetzt hebt einer mit gebogenen Daumen und Zeigefinger das weiße Sacktüchl von dem wächsernen Antlitz: »Mein Gott, friedli liegt er da! Mir moanat grad, er schlafat.« – »Und gar net verändert hat er si. Wia, wenn er lebn tat.«

Ein weher Schrei sticht in die kerzenwarme Luft. Eines der sieben Schwerter wühlt in schmerzenden Wunden. Unter beschwichtigendem Tuscheln und Flüstern wird die Wehklagende hinausgeführt aus der Kammer.

Die Lautlosigkeit legt sich beklemmend auf die sonst so robusten Gemüter. In unbestimmbarem Erschauern neigt man sich einem Unfaßbaren, das sich aus dem Bewußtsein irdischer Vergänglichkeit erhebt, groß und unendlich. Das All steht im Raum.

Stumm tauchen sie der Reihe nach den Buxbaumbüschel in die Weihwasserschüssel und besprengen den Toten. Die Hände der Frauen versenken sich in die Tiefe der Rocktasche, um den Rosenkranz herauszuholen. Man hört das Aneinanderschlagen der Rosenkranzperlen. An einer der brennenden Kerzen entzünden sie das Wachsstöckl und wandern, eine nach der anderen, die Hand schützend um das

Wachsstocklicht gewölbt, zu den Bänken, vor denen sie niederknien zum Gebet.
Aus dem Flackern oder dem ruhigen Brand ihres Wachslichts werden sie die Pein oder den Frieden der abgeschiedenen Seel erkennen.
Hinten, an der Wand, wo die Schatten sich ineinander verlieren, reihen sich die Mannerleut auf, den Hut unter die Achsel geklemmt oder mit beiden Händen an die Brust gedrückt, um die Hände den Rosenkranz gewickelt.
Mit dem mitternächtigen Stundenschlag beginnen sie: »Im Namen des Vaters, des Sohnes und des Geistes! Vater unser, der Du bist . . .«
In den Pausen zwischen den einzelnen Rosenkränzen gibt es in der vorderen Stube einen frisch gekochten Kaffee, damit Leib und Seel wach bleiben können.
Stunde um Stunde verrinnt in Andacht und Gebet.
Über den Köpfen der Knienden wabert die warme Luft. Das abträufelnde Wachs fällt mit hellem Geräusch von den Kerzen auf die steifen Blätter der Kränze. Schmerz und Trost verzittern in dem monotonen Wechselfall der unablässigen Bitten, hinein in die frische Morgenluft: »O, Herr, gib ihm die ewige Ruh! Und das ewige Licht leuchte ihm! Herr, lasse ihn ruhen in Frieden.«

Druck: Buchdruckerei Georg Wagner, Nördlingen.
Bindung: Verlagsbuchbinderei Hans Klotz, Augsburg.
Schutzumschlag: Ulrich Eichberger, München, unter Verwendung von Motiven von einem Bauernschrank, datiert 1792, vermutlich aus der Aiblinger Gegend, jetzt im Heimatmuseum Bad Aibling. Nach diesen Motiven auch die Illustrationen.
ISBN 3-475-52165-2